Medizinische Informatik und Statistik

Band 2: Alternativen medizinischer Datenverarbeitung. Fachtagung München-Großhadern 1976. Herausgegeben von H. K. Selbmann, K. Überla und R. Greiller. VI, 175 Seiten. 1976.

Band 3: Informatics and Medecine. An Advanced Course. Edited by P. L. Reichertz and G. Goos. VIII, 712 pages 1977.

Band 4: Klartextverarbeitung. Frühjahrstagung, Gießen, 1977. Herausgegeben von F. Wingert. V, 161 Seiten. 1978.

Band 5: N. Wermuth, Zusammenhangsanalysen Medizinischer Daten. XII, 115 Seiten. 1978.

Band 6: U. Ranft, Zur Mechanik und Regelung des Herzkreislaufsystems. Ein digitales Stimulationsmodell. XVI, 192 Seiten. 1978.

Band 7: Langzeitstudien über Nebenwirkungen Kontrazeption − Stand und Planung. Symposium der Studiengruppe „Nebenwirkung oraler Kontrazeptiva − Entwicklungsphase", München 1977. Herausgegeben von U. Kellhammer. VI, 254 Seiten. 1978.

Band 8: Simulationsmethoden in der Medizin und Biologie. Workshop, Hannover, 1977. Herausgegeben von B. Schneider und U. Ranft. XI, 496 Seiten. 1978.

Band 9: 15 Jahre Medizinische Statistik und Dokumentation. Herausgegeben von H.-J. Lange, J. Michaelis und K. Überla. VI, 205 Seiten. 1978.

Band 10: Perspektiven der Gesundheitssystemforschung. Frühjahrstagung, Wuppertal, 1978. Herausgegeben von W. van Eimeren. V, 171 Seiten. 1978.

Band 11: U. Feldmann, Wachstumskinetik. Mathematische Modelle und Methoden zur Analyse altersabhängiger populationskinetischer Prozesse. VIII, 137 Seiten. 1979.

Band 12: Juristische Probleme der Datenverarbeitung in der Medizin. GMDS/GRVI Datenschutz-Workshop 1979. Herausgegeben von W. Kilian und A. J. Porth. VIII, 167 Seiten. 1979.

Band 13: S. Biefang, W. Köpcke und M. A. Schreiber, Manual für die Planung und Durchführung von Therapiestudien. IV, 92 Seiten. 1979.

Band 14: Datenpräsentation. Frühjahrstagung, Heidelberg 1979. Herausgegeben von J. R. Möhr und C. O. Köhler. XVI, 318 Seiten. 1979.

Band 15: Probleme einer systematischen Früherkennung. 6. Frühjahrstagung, Heidelberg 1979. Herausgegeben von W. van Eimeren und A. Neiß. VI, 176 Seiten, 1979.

Band 16: Informationsverarbeitung in der Medizin -Wege und Irrwege-. Herausgegeben von C. Th. Ehlers und R. Klar. XI, 796 Seiten. 1980.

Band 17: Biometrie − heute und morgen. Interregionales Biometrisches Kolloquium 1980. Herausgegeben von W. Köpcke und K. Überla. X, 369 Seiten. 1980.

Band 18: R. Fischer, Automatische Schreibfehlerkorrektur in Texten. Anwendung auf ein medizinisches Lexikon. X, 89 Seiten. 1980.

Band 19: H. J. Rath, Peristaltische Strömungen. VIII, 119 Seiten. 1980.

Band 20: Robuste Verfahren. 25. Biometrisches Kolloquium der Deutschen Region der Internationalen Biometrischen Gesellschaft, Bad Nauheim, März 1979. Herausgegeben von H. Nowak und R. Zentgraf. V, 121 Seiten. 1980.

Band 21: Betriebsärztliche Informationssysteme. Frühjahrstagung, München, 1980. Herausgegeben von J. R. Möhr und C. O. Köhler. XI, 183 Seiten. 1980.

Medizinische Informatik und Statistik

Herausgeber: S. Koller, P. L. Reichertz und K. Überla

21

Betriebsärztliche Informationssysteme

Frühjahrstagung der GMDS
München, 21. – 22. März 1980

Herausgegeben von
J. R. Möhr und C. O. Köhler

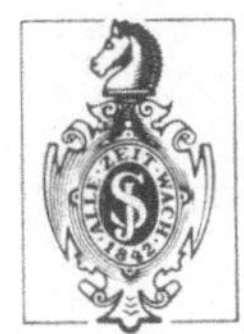

Springer-Verlag Berlin Heidelberg GmbH

Reihenherausgeber
S. Koller, P. L. Reichertz, K. Überla

Mitherausgeber
J. Anderson, G. Goos, F. Gremy, H.-J. Jesdinsky, H.-J. Lange,
B. Schneider, G. Segmüller, G. Wagner

Bandherausgeber
J. R. Möhr
Institut für Medizinische Dokumentation,
Statistik und Datenverarbeitung
der Universität Heidelberg
Im Neuenheimer Feld 325
6900 Heidelberg 1

C. O. Köhler
Institut für Dokumentation, Information und Statistik
am Deutschen Krebsforschungszentrum Heidelberg
Im Neuenheimer Feld 280
6900 Heidelberg 1

ISBN 978-3-540-10244-1   ISBN 978-3-662-06037-7 (eBook)
DOI 10.1007/978-3-662-06037-7

CIP-Kurztitelaufnahme der Deutschen Bibliothek
Betriebsärztliche Informationssysteme: Frühjahrstagung d. GMDS, München, 1980 / hrsg. von
J. R. Möhr u. C. O. Köhler. - Berlin, Heidelberg, New York : Springer, 1980.
(Medizinische Informatik und Statistik; 21)

NE: Möhr, Jochen R. [Hrsg.]; Deutsche Gesellschaft für Medizinische Dokumentation,
Informatik und Statistik

Tagungsausschüsse:

Programm:

R. Blomer

C. Dietrich

C.O. Köhler

J.R. Möhr

S.J. Pöppl

A.J. Porth

P. Röttger

Organisation:

Allmut Hörmann,

W. Lehmacher

S. Perz,

Hildegard Buchhart, GSF Kongreßwesen

Die 7. Frühjahrstagung der Gesellschaft für Medizinische Dokumentation, Informatik und Statistik e.V. (GMDS) wurde mit freundlicher Unterstützung der Gesellschaft für Strahlen- und Umweltforschung m.b.H. (GSF) in deren Tagungsräumen, München-Neuherberg, durchgeführt.

Das Rahmenthema "Betriebsärztliche Informationssysteme" wurde mit freundlicher Unterstützung durch die Bundesanstalt für Arbeitsschutz und Unfallforschung (BAU) durchgeführt.

Grußworte

des Leiters des Fachbereichs Medizinische Informatik der GMDS

Sehr geehrter Herr Präsident,
meine sehr verehrten Damen und Herren!

Ich begrüße Sie herzlich im Namen des Fachbereichs Medizinische Informatik zur 7. Frühjahrstagung der GMDS. Das um so mehr, als diese Tagung für unseren Fachbereich ein Jubiläum darstellt. Am 13.3.197o, vor genau 1o Jahren also, wurde die Arbeitsgruppe Elektronische Informationsverarbeitung durch den damaligen Präsidenten der GMDS, Herrn Prof. G. WAGNER, gegründet. Diese Arbeitsgruppe entwickelte unter der Leitung von Prof. P.L. REICHERTZ, meinem verehrten Lehrer, eine fruchtbare Tätigkeit, die so vielfältig war, daß sie schon 1972 in sechs Sektionen aufgegliedert werden mußte. Diese arbeiteten dann zunehmend autonom weiter. Im Zuge der Verselbständigung unserer Gesellschaft unter Trennung von der Deutschen Gesellschaft für Dokumentation wurden dann die Fachbereiche eingerichtet, und die früheren Sektionen der Arbeitsgruppe erhielten den Status von selbständigen Arbeitsgruppen.

Gestatten Sie mir aus Anlaß dieses quasi Jubiläums, einen kurzen Rückblick auf die Aktivitäten unseres Fachbereichs.

Ein Hauptakzent lag auf der Koordinierung der Forschungs- und Entwicklungstätigkeit der Mitglieder. So wurde schon 1971 eine Tagung über Patienten-Aufnahmesysteme abgehalten. Weitere Themen wurden auf verschiedenen Treffen behandelt, bis dann die Arbeit der Sektion in den Vordergrund rückte, etwa mit der Veröffentlichung der GMDS-Schnittstellenrichtlinien, die von der Sektion Labordatenverarbeitung unter Leitung von Dr. A. PORTH erarbeitet wurden, oder der Entwicklung des AGK Thesaurus, an dem die Sektion Klartextverarbeitung unter Dr. RÖTTGER führend beteiligt war. Diese Beispiele aus dem umfangreichen Wirken der Arbeitsgruppen sollen hier genügen. Eine Vollständigkeit verbietet sich an dieser Stelle.

Ein weiterer Hauptakzent betraf von jeher Ausbildungsfragen, die durch die Einführung des Zertifikats Medizinischer Informatiker im Jahre 1978 in Zusammenarbeit mit der Gesellschaft für Informatik zu einem kon-

kreten Ergebnis führten. Weiterhin geht auf diesen Fachbereich / diese
Arbeitsgruppe die Einführung der Frühjahrstagungen zurück. Ursprünglich waren das Tagungen, auf denen zu relativ weit gefaßten Themen aktuelle Beiträge aus der Arbeit der Mitglieder beigesteuert wurden. Hinzu kam mit der Abkehr von Hannover als Tagungsort die Darstellung der
Arbeit der gastgebenden Institutionen.

Seit zwei Jahren nun wurden die Frühjahrstagungen als gemeinsame Veranstaltungen der beiden Fachbereiche 'Medizinische Informatik' und
'Planung und Auswertung' aufgezogen. Dabei wurde bei kurzfristiger Vorbereitung Wert auf die Behandlung aktueller Themen gelegt. So hat sich
der Fachbereich Medizinische Informatik für die heutige Tagung zwei An-
wendungsgebieten zugewandt, die in erheblichem Umfang auf das methodische Arsenal der Medizinischen Informatik zurückgreifen und dennoch
bisher in unserer Gesellschaft wenig Berücksichtigung fanden:
     - der Nuklearmedizin und
     - der Tätigkeit des Betriebsarztes.

Der große Anklang, den die letzten Frühjahrstagungen gefunden haben,
ist eine Bestätigung des eingeschlagenen Weges.

Dennoch verkennen wir nicht, daß diese Art der Tagungen auch Probleme
aufwirft. Im Bemühen umd qualifizierte Behandlung eines abgegrenzten
Themas geht das früher vorhandene Übungsfeld für weniger ausgereifte
Arbeit verloren. Die kurzfristige Vorbereitung der Tagungen bedeutet
darüber hinaus einen erheblichen Arbeitsaufwand. Es ist daher sicher
gerechtfertigt, die künftige Tagungspraxis der GMDS zu überdenken.
Ich bin sicher, daß Herr Kollege VAN EIMEREN wie auch das Präsidium
und selbstverständlich auch ich entsprechende Vorschläge gerne aufneh-
men werden.

Lassen Sie mich abschließend an dieser Stelle allen denjenigen danken,
die zum Gelingen der heutigen Tagung beigetragen haben, insbesondere
der örtlichen Tagungsleitung und der Gesellschaft für Strahlen- und
Umweltforschung.

J.R. MÖHR

Einleitung

J.R. MÖHR

Computeranwendungen im Milieu betriebsärztlicher Gesundheitsversor-
gungssysteme haben in den USA die Entwicklung der Medizinischen Informatik seit den 5oer Jahren ganz maßgeblich beeinflußt. Vor allem im
Kreis um M.F. COLLEN und S. GARFIELD sind zahlreiche grundsätzliche
Konzepte der Gesundheitsversorgung und der Computeranwendung in diesem
Zusammenhang entwickelt worden. Bei uns ist dagegen die Medizinische
Informatik bisher ganz überwiegend durch die Medizin der Hochschulein-
richtungen, der Universitätskliniken geprägt. Arbeitsmedizinische Anwendungen sind bisher praktisch nicht merklich in Erscheinung getreten.

Nun ist es ja angesichts der Unterschiede des Gesundheitswesens bei
uns und in den USA nicht zwingend, daß der betriebsärztliche Bereich,
oder allgemeiner, die industriellen Gesundheitssysteme bei uns den
gleichen Einfluß haben wie in den USA. Viele Fragen, wie die Entwicklung eines Systems der sozialisierten Gesundheitsversorgung, waren ja
bei uns längst viel weitergehend gelöst.

Dennoch meine ich, daß die Berücksichtigung der Belange der betriebsärztlichen Versorgung in der Medizinischen Informatik überfällig war.
Mit dem Inkrafttreten des Arbeitssicherheitsgesetzes im Jahre 1974
sind die Aufgaben des Betriebsarztes inhaltlich und hinsichtlich der
betroffenen Betriebe und damit der betroffenen Bevölkerung in einem
Umfang festgelegt worden, der Computeranwendung in erheblichem Umfang
notwendig macht. Das lebhafte Echo, das der Vorschlag für diese Tagung
an zahlreichen Stellen fand, war eine erfreuliche Bestätigung dieses
Eindrucks. Ich freue mich besonders, daß zahlreiche hochqualifizierte
Spezialisten gewonnen werden konnten, ihre einschlägige Erfahrung zum
Thema beizusteuern, so daß ein beinahe etwas zu gedrängtes Programm
zustande kam.

Gestatten Sie mir nun zu Beginn unserer Arbeit den Versuch einer kurzen Standortbestimmung. Wir behandeln heute zunächst die Situation im
betriebsärztlichen Dienst und die sich daraus ergebenden Anforderungen

an Informationssysteme. Anschließend wird über einschlägige Systeme
und Erfahrungen damit berichtet. Schließlich gilt es abzustecken, wohin
die weitere Entwicklung gehen sollte.

Dabei fällt auf, daß die bewährten Systeme offenbar im Milieu einzelner, meist großer Betriebe entstanden sind, und überwiegend patientenbezogene Daten, meist in eingeschränktem Umfang, bearbeiten. Eine der
resultierenden Fragen wäre zunächst, ob nicht überbetriebliche Entwick-
lungen oder koordinierte Entwicklungsanstrengungen, die mehreren Unternehmen oder betriebsärztlichen Diensten zugute kommen, langfristig vor-
teilhafter sind. Das zumal, da diese u.U. detailliertere und weitergehende Datenerhebung gestatten würden. Was die Erhebung und Speicherung
von Diagnosen und Befunden einzelner Patienten betrifft, so erwarte
ich gespannt die Beiträge der anwesenden Datenschutzexperten. Was ist
hier statthaft, was ist unter praktischen Gesichtspunkten sinnvoll?
Wie ist der persönliche und gesellschaftliche Nutzen der behandelten
Systeme gegeneinander abzuwägen?

Bei Beantwortung derartiger Fragen sollten wir jedoch nicht außer Acht
lassen, daß koordiniert entwickelte mächtigere Systeme als die, über
die wir derzeit verfügen, noch in anderer Hinsicht interessant werden.
Zunächst wird das Erfordernis zu berücksichtigen sein, die gesundheitlichen Wirkungen unserer Industrie auch über deren Einwirkung auf unmittelbar Beschäftigte zu registrieren. Dazu gehören etwa Daten über
Chemikalien und andere schädigende Einflüsse, wie Staub, Lärm, Strah-
len usw. Meldung und Speicherung derartiger Daten ist in den USA bereits in großem Umfang vorgeschrieben. Es könnte also das Erfordernis
gegeben sein, die gegenwärtigen betriebsärztlichen Informationssysteme
zu umfassenden industriellen Gesundheitsinformationssystemen auszubau-
en. Dabei sind gegenwärtige und künftige gesetzgeberische und organisatorische Maßnahmen zu berücksichtigen, nicht nur systemtechnische.

Schließlich fällt auf, daß die bisher diskutierten Systeme im wesentlichen bürokratische Funktionen erfüllen. Sie sammeln, speichern, mahnen,
melden und überwachen. Ihr Potential zur Korrektur falscher Lebens-
und Arbeitsweise, zum Erlernen und Einüben gesundheitsfördernden Ver-
haltens ist dabei noch kaum in Anspruch genommen. Um so mehr freut es
mich, daß auch diese Themen in einigen Beiträgen heute berücksichtigt
werden.

Natürlich stellen diese Fragen nur einen kleinen und vielleicht auch untergeordneten Aspekt im Kreis der Probleme dar, mit denen sich die Arbeitsmedizin und speziell der Bereich der betriebsärztlichen Dienste heute zu befassen hat. Seine Relevanz wird vom gegenwärtigen Kampf um die gesellschaftliche Stellung des Betriebsarztes überschattet. Dennoch meine ist, daß hier ein wichtiger Kreis von Fragen und Problemen angesprochen ist, die wir auf dieser Tagung sicher nur zu einem kleinen Teil behandeln werden können. Ich hoffe, daß wir dennoch in dieser Hinsicht einen Schritt vorankommen, und daß Sie am Ende dieses gedrängten und arbeitsreichen Tages einen Gewinn für sich und Ihre Arbeit verbuchen können.

Abschließend möchte ich allen jenen danken, die diese Tagung unterstützt haben. Insbesondere danke ich den Referenten und den Vorsitzenden der Arbeitssitzungen. Sodann gilt mein Dank der Bundesanstalt für Arbeitsschutz und Unfallforschung, deren Unterstützung vor allem die Herausgabe des Tagungsbandes ermöglicht hat. Ein besonders herzliches Dankeschön gilt schließlich der Gesellschaft für Strahlen- und Umweltforschung für die minütiöse Organisation der Tagung und die gastliche Bereitstellung der Tagungsräume.

Inhaltsverzeichnis

Seite

I.   ANALYSEN BETRIEBSÄRZTLICHER
INFORMATIONSSYSTEME

Vorsitz:

J.R. MÖHR, Heidelberg
A.M. THIESS, Ludwigshafen

DER GESETZLICHE AUFTRAG DES BETRIEBSARZTES UND DIE REALITÄT BETRIEBSÄRZTLICHER TÄTIGKEIT

W. Korb
Siemens AG, München

Der Veranstalter dieser Tagung hat mich gebeten, aus der Sicht des praktisch tätigen Betriebsarztes, dessen gesetzlichen Auftrag und die Realität betriebsärztlicher Tätigkeit zu umreißen. Ich habe dieses Referat wegen Verhinderung des vorgesehenen Referenten kurzfristig, aber gerne übernommen, weil ich einerseits wegen der immer noch steigenden gesetzlichen Auflagen und Vorschriften den täglichen Mangel an effizienten betriebsärztlichen Informationssystemen kenne und bedauere, andererseits aber auch eine gewisse Gefahr in der Übertechnisierung der ärztlichen Tätigkeit durch hochentwickelte Computersysteme mit ihren damit zusammenhängenden Sachzwängen sehe. Die Hilfen und Erleichterungen, die moderne Dokumentationstechniken dem Betriebsarzt vermitteln können, sind unbestritten und werden nicht nur gesetzlich, sondern auch von den Ärzten gefordert.
Wo aber liegt die Grenze des sinnvollen Einsatzes der EDV in der Medizin?
Ist alles technisch machbare auch medizinisch sinnvoll oder bringt diese zusätzliche Technisierung eine Anonymisierung des Patienten und eine Störung des menschlichen Vertrauensverhältnisses zwischen Arzt und Patient?
Bleibt der Mensch bzw. der Patient Mittelpunkt in diesem System oder werden durch kritiklose Anwendung die systemimmanenten Sachzwänge, wie Standardisierung, Klassifizierung, Reglementierung, Einführung von Ordnungsbegriffen so groß, daß, abgesehen von den damit verbundenen besseren Möglichkeiten der Auswertung eher eine gewisse Bürokratisierung und Schwerfälligkeit für die tägliche Arbeit eintritt?

Fragen, die diese Tagung möglicherweise beantworten kann oder sie zumindest klarer sehen läßt. Ich habe diese Fragen bewußt etwas provokativ an den Anfang gestellt, da es das Unbehagen vieler Ärzte gegen die Verwendung dieser modernen Dokumentationstechniken abzubauen gilt, in dem die echten Vorteile herausgearbeitet und herausgestellt werden.

Lassen Sie mich nun nach diesen einleitenden grundsätzlichen Bemerkungen zum eigentlichen Thema, dem gesetzlichen Auftrag des Betriebsarztes,kommen.

Lange vor Inkrafttreten der gesetzlichen Bestimmungen wurden in der
Großindustrie auf freiwilliger Basis bereits Werksärzte tätig, so
schon im Jahre 1866 Dr. Knaps bei der Badischen Anillin- und Soda-
fabrik Ludwigshafen, für ihre damals 135 Mitarbeiter! Von dieser
Zeit spannt sich ein weiter Bogen über den 1953 erfolgten Abschluß
einer freiwilligen Vereinbarung zwischen der Bundesvereinigung der
Arbeitgeberverbände, dem Deutschen Gewerkschaftsbund und der werksärztlichen Arbeitsgemeinschaft e.V., den Richtlinien des Bundesar-
beitsministeriums über den werksärztlichen Dienst im Jahre 1966 bis
hin zum vorläufigen Schlußpunkt in der Entwicklung der Rechtsgrund-
lagen der betriebsärztlichen Tätigkeit, durch das am 1. 12. 1974 in
Kraft getretene "Gesetz über Betriebsärzte, Sicherheitsingenieure
und andere Fachkräfte für Arbeitssicherheit" (1) im folgenden, kurz
Arbeitssicherheitsgesetz (ASiG) genannt.

Nach diesem Gesetz hat der Arbeitgeber Betriebsärzte zu bestellen
und ihnen die im § 3 ASiG genannten Aufgaben zu übertragen, soweit
dies erforderlich ist im Hinblick auf:
1. die Betriebsart und die damit für die Arbeitnehmer verbundenen
   Unfall- und Gesundheitsgefahren
2. die Zahl der beschäftigten Arbeitnehmer und die Zusammensetzung
   der Arbeitnehmerschaft
3. die Betriebsorganisation, insbesondere im Hinblick auf die Zahl
   und Art der für den Arbeitsschutz und die Unfallverhütung verantwortlichen Personen.

Das Arbeitssicherheitsgesetz ist nur ein Rahmengesetz. Den Trägern
der gesetzlichen Unfallversicherung, den Berufsgenossenschaften ist
es in erster Linie überlassen, in Unfallverhütungsvorschriften festzulegen, welche Maßnahmen der Unternehmer zur Erfüllung seiner gesetzlichen Pflichten zu treffen hat. Entsprechende Unfallverhütungsvorschriften sind von den gewerblichen Berufsgenossenschaften, sowie
von anderen Trägern der gesetzlichen Unfallversicherungen erlassen
worden.

Die betriebsärztlichen Aufgaben sind im § 3 Arbeitssicherheitsgesetz
festgelegt. Danach haben die Betriebsärzte die Aufgabe, den Arbeit-

geber beim Arbeitsschutz und bei der Unfallverhütung in allen Fragen
des Gesundheitsschutzes zu unterstützen. Sie haben den Arbeitgeber
und die für den Arbeitsschutz und die Unfallverhütung verantwortlichen Personen zu beraten, insbesondere

- bei der Planung, Ausführung und Unterhaltung von Betriebsanlagen
  von zentralen und sanitären Einrichtungen,
- bei der Beschaffung von technischen Arbeitsmitteln,
- bei der Auswahl und Erprobung von Körperschutzmitteln,
- bei Fragen von Arbeitsrhythmus, Arbeitszeit, Pausenregelung,
- bei der Gestaltung der Arbeitsplätze, des Arbeitsablaufs und der
  Arbeitsumgebung.

Ferner haben die Betriebsärzte bei der Organisation der Ersten Hilfe
im Betrieb, bei Fragen des Arbeitsplatzwechsels sowie bei Fragen der
Wiedereingliederung von Behinderten in den Arbeitsprozeß mitzuwirken.
Der Betriebsarzt hat die Arbeitnehmer zu untersuchen, arbeitsmedizinisch zu beurteilen, zu beraten und zu informieren. Er hat weiterhin
die Aufgabe, auf die Durchführung des Arbeitsschutzes und der Unfallverhütung zu achten, die Arbeitsstätten in regelmäßigen Abständen zu
begehen sowie Ursachen von arbeitsbedingten Erkrankungen zu untersuchen, die Untersuchungsergebnisse zu erfassen und auszuwerten.

Im Arbeitssicherheitsgesetz ist der Begriff Arbeitsmedizin nicht näher definiert. Auf die Definition der Deutschen Gesellschaft für Arbeitsmedizin wird daher verwiesen. Nach dieser Definition ergeben
sich die folgenden Ziele in der Arbeitsmedizin (2):

1. Das körperliche, geistige und soziale Wohlbefinden der Arbeitnehmer in allen Berufen in größtmöglichem Ausmaß zu fördern und auf-
   rechtzuerhalten.

2. Zu Verhindern, daß die Arbeitnehmer infolge ihrer Arbeitsbedingungen in irgendeiner Weise an ihrer Gesundheit Schaden nehmen.

3. Die Arbeitnehmer bei ihrer Arbeit gegen die Gefahren zu schützen,
   die sich durch das Vorhandensein gesundheitsschädlicher Stoffe ergeben können.

4. Den einzelnen Arbeitnehmer einer Beschäftigung zuzuführen, die seiner physiologischen und psychologischen Eignung entspricht, und
   ihm diese Beschäftigung zu erhalten.

5. Kurz, die Arbeit an den Menschen und jeden Menschen an seine Arbeit anzupassen.

Die Ziele in der Arbeitsmedizin bestimmen ihre Konzeption:

1. Schaffung einheitlicher Definitionen für Befunde und Krankheiten
in der Prävention.
2. Entwicklung standardisierter Untersuchungstechniken.
3. Planung regelmäßiger, gezielter Eignungs- und Überwachungsunter-
suchungen.
4. Gewährleistung einer einheitlichen oder zumindest vergleichbaren
Dokumentation.
5. Auswertung der epidemiologischen Befunde durch Einsatz der elektronischen Datenverarbeitung.

Nach diesen mehr idealen Zielvorstellungen nun die Betrachtung und
Analyse der betriebsärztlichen Realität. Um die gesamte Spannweite
der organisatorischen, wirtschaftlichen und fachlichen Probleme bei
Inkrafttreten des Arbeitssicherheitsgesetzes zu erfassen, sind folgende Zahlen aufschlußreich:

Die folgende Grafik zeigt:

Unternehmen und Beschäftigtengrößenklassen
(ohne Forst- u. Landwirtschaft) 1970

Größenklasse	Anzahl	%	Beschäftigte	Anteil a.d. Beschäftigtenzahl in %	
1— 9	1.687.973	88,5	4.687.444	22	} 38
10— 49	176.627	9,2	3.387.404	16	
50— 99	21.725	1,1	1.500.351	7	} 30,8
100— 199	11.229	0,6	1.553.204	7,4	
200— 499	6.908	0,4	2.101.066	9,9	
500— 999	2.039	0,1	1.399.158	6,5	
1000—4999	1.350	0,08	2.600.202	12,2	} 31,2
5000— >	209	0,02	4.035.577	19,0	
Gesamt	**1.908.060**	**100%**	**21.264.406**	**100%**	

Aus: Handbuch Betriebsärztlicher Dienst (2),
Sohnius, Florian, Franz.

1. daß in rund 1,9 Mill. Betrieben rund 21 Mill. Arbeitnehmer beschäftigt sind,
2. daß die Zahl der sogenannten Großunternehmen, d.h. Unternehmen
   mit mehr als 1000 Beschäftigten nur etwa 0,1 % beträgt, daß jedoch ca. 31 % aller Arbeitnehmer in diesen Betrieben beschäftigt
   sind,
3. daß der Großteil der Unternehmen zu der Gruppe der Mittel- und
   Kleinbetriebe gehört, in denen fast 70 % aller Arbeitnehmer tätig
   sind.

Durch das Arbeitssicherheitsgesetz sind neue positive Impulse für
das Fachgebiet Arbeitsmedizin und damit auch für die betriebsärztliche Tätigkeit geweckt worden. Es zeigte sich, daß das Interesse an
einer betriebsärztlichen Tätigkeit unter den Ärzten wesentlich größer war und ist, als es die Initiatoren des Gesetzes erwarten bzw.
erhoffen konnten. Skeptiker vertraten die Ansicht, daß sich im Laufe der nächsten Jahre - wobei Zeiträume bis zu 10 Jahren genannt wurden - kaum genügend Ärzte für diese Aufgabe gewinnen ließen. Voll
belegte Kurse der Arbeitsmedizinischen Akademien beweisen erfreuli-
cherweise das Gegenteil.

Die mit der Durchführung des ASiG betrauten Berufsgenossenschaften
haben daher dessen Anwendung durch die Unternehmer schrittweise geregelt. So wurden in den Unfallverhütungsvorschriften "Betriebsärzte"
(VBG 123) sogenannte Einsatzzeiten vorgesehen, nach denen die Unternehmer ermitteln können, ob sie überhaupt und gegebenenfalls in wel-
chem Umfang sie das Arbeitssicherheitsgesetz zu erfüllen haben. Obwohl hier der Bezug auf die Anzahl der Beschäftigten nur ein Teil-
kriterium ist, kann derzeit überschlagsweise davon ausgegangen werden, daß zumeist Unternehmen mit weniger als 100 Beschäftigten noch
nicht unmittelbar vom Arbeitssicherheitsgesetz betroffen sind. Statistisch bedeutet das, daß derzeit auch nur wenig über die Hälfte
aller Arbeitnehmer der arbeitsmedizinischen Betreuung nach dem ASiG
unterliegen. Erklärtes Ziel ist es jedoch, alle Arbeitnehmer einer
arbeitsmedizinischen Betreuung zuzuführen. Dies sehen die Unfallverhütungsvorschriften "Betriebsärzte" der Bau- und Tiefbauberufsgenos-
senschaften schon jetzt vor, d. h. betriebsärztliche Betreuung von
Unternehmen schon ab 1 Mitarbeiter. Um Ihnen einen Eindruck alleine
von den damit zusammenhängenden organisatorischen Problemen zu geben,
hier ein Beispiel:

Für den Bereich der Bayerischen Bau-Berufsgenossenschaft muß ein arbeitsmedizinischer Dienst für ca. 350 000 Beschäftigte errichtet werden, die angeschlossenen Betriebe liegen über ganz Bayern verstreut, sind oft in mehrere Zweigniederlassungen aufgegliedert und zudem an Bauvorhaben in verschiedenen Regionen beteiligt.

Welche Möglichkeiten (3) sieht das Arbeitssicherheitsgesetz für die betriebsärztliche Betreuung von Unternehmen vor?

1. Die Betreuung durch einen voll integrierten, hauptberuflichen Betriebsarzt.
2. Die tage- oder stundenweise Betreuung durch einen nebenberuflich tätigen Betriebsarzt.
3. Die Betreuung durch Anschluß an einen überbetrieblichen Arbeitsmedizinischen Dienst, der gleichzeitig für alle ihm angeschlossenen Betriebe tätig wird.

Wenn Sie sich an unsere Grafik erinnern, die Unternehmen, Beschäftigungsgrößenklassen und Anzahl der Beschäftigten darstellte, werden Sie leicht erkennen, daß die Lösung 1 mit einem voll integrierten, hauptberuflich tätigen Betriebsarzt nur in großen Betrieben wirtschaftlich sinnvoll ist. Aus der Grafik wurde aber auch deutlich, daß für den weitaus größten Teil der gewerblichen Betriebe nur die Lösung 2 oder 3 in Betracht kommen kann.

In diesem Zusammenhang erscheint es mir wichtig darauf hinzuweisen, daß nach § 9 ASiG Betriebsärzte nur mit Zustimmung des Betriebsrates zu bestellen sind. Mit Urteil vom 10. 4. 1979 hat das Bundesarbeitsgericht zudem festgestellt, daß der Betriebsrat bei der Auswahl der vom Arbeitssicherheitsgesetz gebotenen Möglichkeiten zur Erfüllung des gesetzlichen Auftrages mitzubestimmen hat. Wenn es also um die Frage geht, ob der Arbeitgeber einen hauptberuflichen Betriebsarzt bestellen, einen nebenberuflich tätigen Betriebsarzt oder einen überbetrieblichen Arbeitsmedizinischen Dienst verpflichten will, hat bereits in diesem Stadium der Betriebsrat ein Mitbestimmungsrecht.

Warum gliedere ich dies so deutlich auf?
Um zu zeigen, daß die doch sehr umfangreichen gesetzlichen Aufgaben des Betriebsarztes in organisatorisch sehr unterschiedlich gestalteten betriebsärztlichen Diensten erfüllt werden müssen, die Spanne

reicht von einem Großbetrieb mit z.B. 50 000 Mitarbeitern bis hin
zum nebenberuflich tätigen Betriebsarzt, der als Kassenarzt nieder-
gelassen ist.

Praktikable betriebsärztliche Informationssysteme müssen daher, um
zum eigentlichen Thema der Tagung überzuleiten, diesen unterschiedlichen organisatorischen Bedingungen gerecht werden. Sie sind als
hochflexible dynamische Systeme zu entwickeln, um sie den vielfältigen betrieblichen Strukturen und unterschiedlichen medizinischen Erfordernissen anpassen zu können. Der eingangs erwähnte bisherige
Mangel an effizienten betriebsärztlichen Informationssystemen bedingt, daß die im § 3 ASiG genannten Aufgaben der Verwaltung und Dokumentation der Untersuchungsbefunde und Ergebnisse noch durch konventionelle Karteien, aber mit immer größer werdendem Personalauf-
wand bewältigt werden können, eine schnelle Auswertung größerer Kollektive jedoch nicht nur wegen des Personalaufwandes auf erhebliche
Schwierigkeiten stößt. Sinn dieses gesetzlichen Auftrags zur Auswertung ist es jedoch, möglichst frühzeitig Erkenntnisse über eventuel-
le neue Gefährdungen zu erkennen, die dann in entsprechende gezielte
arbeitsmedizinische Präventivmaßnahmen umgesetzt werden können.

Zur Lösung dieser Aufgaben bietet sich in vielen Fällen der Einsatz
der elektronischen Datenverarbeitung an. Welche Anwendungsmöglich-
keiten lassen sich im betriebsärztlichen Bereich erkennen?

1. Der Einsatz der EDV im Bereich der Verwaltung, nennen wir solche
   Systeme Verwaltungssysteme, die z.B. personenbezogene Informationen einschließlich der Untersuchungsergebnisse verarbeiten, speichern oder reproduzieren.

2. Der Einsatz der EDV im medizinisch-technischen Bereich, nennen
   wir solche Systeme medizinische Informationssysteme, die z.B.
   Untersuchungsbefunde wie Laboruntersuchungen, physikalische Meßergebnisse usw. erarbeiten, prüfen, speichern und reproduzieren.

Wie eingangs erwähnt, muß der Werksarzt aufgrund gesetzlicher Vorschriften allgemeiner arbeitsmedizinischer Empfehlung oder betriebs-
interner Regelungen eine Vielzahl spezifischer Vorsorgeuntersuchungen durchführen. Die Unterstützung des Betriebsarztes durch die Datenverarbeitung in diesem administrativen Bereich bietet sich an und
ist geradezu notwendig, damit die Vielzahl der erforderlichen Vor-

sorgeuntersuchungen in vollem Umfang und mit exakter Dokumentation
durchgeführt werden können.

Im medizinischen Bereich lassen sich für den EDV-Einsatz 3 größere
Bereiche abgrenzen:

1. Die Einbeziehung aller Vorgänge einer betriebsärztlichen Abteilung in die EDV.

2. Die Einbeziehung von Vorsorgeuntersuchungen, Überwachungsuntersu-
   chungen, Röntgenuntersuchungen, von Labor- und physikalischen Meß-
   daten.

3. Den Einsatz der EDV nur für bestimmte, genau abgegrenzte betriebsärztliche Vorhaben.

Es würde den Rahmen dieses Übersichtsreferates sprengen, hier auf
Vor- und Nachteile der genannten Systeme näher einzugehen. Über Systeme der Gruppe 2 und 3 liegen bereits praktische Erfahrungen vor,
Erfahrungen über Systeme der Gruppe 1, das heißt die Einbeziehung aller betriebsärztlichen Vorgänge einschließlich der Befunddokumenta-
tion bestehen bisher nur spärlich. Im Bereich der Bau-Berufsgenossen-
schaften haben wir ein solches System entwickelt (4). Da dies aber
nicht zum eigentlichen Inhalt meines Referates zählt, bietet sich bei
der Diskussion der einzelnen Fachbeiträge sicher Gelegenheit, dabei
gewonnene Erfahrungen mitzuteilen. Die Probleme bei der Entwicklung
dieser umfassenden medizinischen Systeme liegen grundsätzlich darin,
daß ärztliches Handeln aus vielfältigen Gründen nur schwer in ein
Schema kausaler Zusammenhänge zu pressen ist.

Überla (5) hat versucht, diese grundsätzlichen Schwierigkeiten aufzu-
zeigen, ich zitiere einige davon:

1. Die Schwierigkeit ärztliche Aufgaben zu formulieren.
2. Die Komplexität des ärztlichen Handelns, seiner Elemente und der
   zeitlichen Abfolgen.
3. Die Wandelbarkeit zwischen Patienten, Krankheiten, Ärzten und die
   unterschiedliche Bewertung durch verschiedene Fachgruppen und
   Schulen.
4. Die Seltenheit vieler Ereignisse in der ärztlichen Tätigkeit, die
   aber dennoch von EDV-Systemen erfassbar sein müssen.

Die Praktikabilität und Leistungsfähigkeit medizinischer, hier betriebsärztlicher Informationssysteme wird unter anderem an der Realisierung dieser Probleme gemessen. Ausdruck dieser Schwierigkeiten ist die Erfahrung, daß viele Ärzte trotz EDV-Unterstützung glauben, ohne eine, sogenannte "doppelte Buchführung" mit dem Zugriff zu persönlich gefärbten und dokumentierten Karteien derzeit nicht auskommen zu können.

Man spricht heute in der Diskussion bezüglich der Kapazität der neuen Rechnersysteme von einer Inflation der Informationen, von einer Lawine an Wissen und Daten. Das wichtigste scheint heute nicht mehr die Fähigkeit zu sein, solche Datenverarbeitungssysteme zu beherrschen, sondern vielmehr über Umfang, Qualität, Sinn und Nutzen der gesammelten Daten nachzudenken. Es gilt daher besonders bei umfassenden medizinischen Informationssystemen kritisch zu prüfen, welche Befunde und Ergebnisse letztlich abgespeichert werden sollen. Um gesicherte Auswertungen möglich zu machen, sind in jedem Falle vor der Abspeicherung effiziente Qualitätskontrollen der Daten und Meßwerte vorzunehmen. Es muß auch sichergestellt sein, daß eine zweifelsfreie Patientenidentifikation durch das System gewährleistet ist, damit die erarbeiteten und erfaßten Daten dem richtigen Patienten zugeordnet werden.

Daß bei all diesen Informationssystemen dem Problem des Datenschutzes eine hervorragende Bedeutung zukommen muß, ist bei der besonderen beruflichen Stellung des Betriebsarztes im Spannungsfeld zwischen Arbeitgeber, Arbeitnehmer und Betriebsrat selbstverständlich. Dem Betriebsarzt fällt eine hohe Verantwortung bei der Auswertung und dem Schutz von arbeitsmedizinischen Untersuchungsergebnissen zu. Daher ist der Einsatz von sogenannten multifaktoriellen Rechnern mit gleichzeitiger Benutzung durch andere fachfremde Abteilungen problematisch und sollte nicht angestrebt werden. Zudem muß der Zugriff zu den gespeicherten Daten dem Betriebsarzt jederzeit und ohne große Verzögerung möglich sein.

Ich hatte eingangs erwähnt, daß es das Unbehagen vieler ärztlicher Kollegen gegen den Computer abzubauen gilt, indem man deren echte Vorteile herausstellt und herausarbeitet. Wenn man sich dabei, wie Reichert formulierte, mehr als bisher an den Interessen, Hoffnungen und Befürchtungen der Patienten orientiert, zu deren Wohl letzten Endes die neue Technologie in die Medizin eingeführt werden soll, wird dies gelingen.

Literatur

(1) Gesetz über Betriebsärzte, Sicherheitsingenieure und andere
    Fachkräfte für Arbeitssicherheit vom 12. Dez. 1973
    (BGBL. I, 1885).

(2) Sohnius, R., Florian, H. J., Franz, J.: Handbuch Betriebsärzt-
    licher Dienst, ecomed Verlags-Gesellschaft mbH München (1979).

(3) Florian, H. J.: Die Formen betriebsärztlicher Dienste und ihre
    Besonderheiten für die arbeitsmedizinische Praxis, "arbeitsme-
    dizin aktuell", Gustav Fischer Verlag Stuttgart (1980).

(4) Haas, J. H., Korb, W., Weiler, K. J.: Pilotstudie 1 - Ergebnis
    einer Befragung von Beschäftigten der Bauwirtschaft. Arbeits-
    gemeinschaft der Bau-Berufsgenossenschaften, Febr. 1979.

(5) Überla, K.: Die methodischen Grenzen der Analyse ärztlichen Han-
    delns. Vortrag - Internationaler Kongreß für Datenverarbeitung
    in der Medizin - Medical Informatics Berlin "79"-.

<u>Anschrift des Verfassers:</u>
Dr. med. Werner Korb, Arzt für Arbeitsmedizin, Betriebsarzt der
Siemens AG, Hofmannstr. 51, 8000 München 70

Ermittlung der für die betriebsärztliche Tätigkeit
relevanten Merkmale der Betriebsstruktur
als Grundlage für die Erstellung eines EDV-Konzeptes

OSTHEIMER, E.; BLOMBERG, A.
(IABG, Ottobrunn)

I. Ableitung arbeitsmedizinischer bedeutsamer betrieblicher Kenngrößen

I.1 Systemtheoretische Betrachtungen

Ausgangspunkt aller betriebsärztlichen Tätigkeit ist der Betrieb mit den in ihm arbeitenden Menschen. Die Situation, die die Beschäftigten im Betrieb vorfinden, ist in erster Linie bedingt durch die Zweckbestimmung des Betriebes, wie z.B. Gewinnung von Rohstoffen, Herstellung bestimmter Sachgüter, Betrieb spezieller Anlagen, Entwicklung neuer Technologien, Ausführung von Dienstleistungen (etwa im Bereich der Planung, der Verwaltung, des Güterumschlages usw.) und durch damit verbundene innerbetriebliche Aufgabenstellungen. Die Beschäftigten finden dabei jeweils eine betriebseigene Umwelt vor, in der sie in unterschiedlichem Umfang gesundheitsbelastenden, gesundheitsgefährdenden, bisweilen auch gesundheitsschädigenden Einwirkungen ausgesetzt sind und denen der Betriebsarzt durch seine arbeitsmedizinische Betreuung entgegenzuwirken hat.

Grundsätzlich läßt sich die Situation im Betrieb durch bestimmte Merkmale oder Kenngrößen erfassen, die quantifiziert ein Bild des jeweiligen Betriebes wiedergeben. Beispielhaft für solche Kenngrößen seien genannt: die Gesamtzahl der Beschäftigten, ihre Aufteilung auf Männer und Frauen oder ihre Aufgliederung nach bestimmten Ausbildungsmerkmalen. Dieses zunächst unvollständige Bild läßt sich durch Hinzunahme weiterer Merkmale, wie beispielsweise die Unterteilung der Beschäftigten nach ihrer innerbetrieblichen Funktion oder durch die Wiedergabe von Tätigkeitsbeschreibungen ergänzen.

Welche Merkmale für die arbeitsmedizinische Betreuung von besonderer Bedeutung sind, läßt sich vor allem aus der Aufgabenstellung der betriebsärztlichen Tätigkeit erkennen.

Nach § 3 (1) des Arbeitssicherheitsgesetzes und vielen weiteren gesetzlichen Bestimmungen lassen sich die Aufgaben des Betriebsarztes in folgende Aufgabengebiete gliedern:

1. Beratung des Arbeitgebers und der sonst für den Arbeitsschutz verantwortlichen Personen

   1.1   Beratung bei Planung, Ausführung und Unterhaltung von Betriebsanlagen und von sozialen und sanitären Einrichtungen

   1.2   Beratung bei der Beschaffung von technischen Arbeitsmitteln und bei der Einführung von Arbeitsverfahren und Arbeitsstoffen

   1.3   Beratung bei der Auswahl und Erprobung persönlicher Schutzmittel sowie allgemeiner Schutzvorkehrungen

   1.4   Beratung bei sonstigen arbeitsphysiologischen, arbeitshygienischen, arbeitspsychologischen und ergonomischen Fragen (an bereits bestehenden Arbeitsplätzen)

   1.5   Beratung bei der Organisation der Ersten Hilfe

   1.6   Beratung bei Fragen des Arbeitsplatzwechsels und der Eingliederung und Wiedereingliederung Behinderter in den Arbeitsprozeß

   1.7   Besprechungen mit dem Arbeitgeber und den sonst für den Arbeitsschutz verantwortlichen Personen

2. Untersuchung, arbeitsmedizinische Beurteilung und Beratung der Arbeitnehmer (Erfassung und Auswertung der Untersuchungsergebnisse)

   2.1   Arbeitsmedizinische Vorsorgeuntersuchungen aufgrund von Unfallverhütungsvorschriften oder anderen Rechtsvorschriften

   2.2   In Rechtsvorschriften nicht ausdrücklich konkretisierte, aber arbeitsmedizinisch indizierte Untersuchungen

   2.3   Mitwirkung bei sonstigen gesundheitsfördernden/-schützenden Maßnahmen (entsprechend den betrieblichen Gegebenheiten)

   2.4   Betriebsärztliche Sprechstunde (ohne Untersuchungen)

3. Beobachtung der Durchführung des Arbeitsschutzes und der Unfallverhütung

4. Verhaltensbeeinflussung (Unterweisung, Anleitung) hinsichtlich des Arbeitsschutzes aller im Betrieb Beschäftigten, laufende Schulung

5. Verwaltung, Berichterstattung, außerbetriebliche Kontakte

6. Fortbildung

7. Sonstiges

Eine Konkretisierung dieses Aufgabenkataloges findet sich in einer von der IABG im Auftrag des Bundesministers für Arbeit und Sozialordnung durchgeführten Untersuchung (Ref. 1) in einem viele Seiten umfassenden Arbeitsmedizinischen Tätigkeitskatalog. Einen Auszug aus diesem Katalog, aus dem dessen formale Gestaltung erkennbar ist, ist in Tabelle I wiedergegeben.

Bei der Erfüllung seiner Aufgaben hat der Betriebsarzt die besonderen Gegebenheiten der von ihm betreuten Betriebe zu beachten, wie die Personalstruktur, die Art der Gesundheitsgefährdung u.a. Seine tägliche Arbeit wird daneben von den ihm zur Verfügung stehenden betrieblichen Hilfseinrichtungen (z.B. räumliche, apparative und personelle Ausstattung seiner Dienststelle, die Organisationsform des betriebsärztlichen Dienstes u.a.) sowie den medizinischen Versorgungseinrichtungen in der Region mitbestimmt. Bild 1 zeigt in vereinfachter Form die hier bestehenden Wechselbeziehungen.

Diese Wechselbeziehungen sollen im folgenden aus systemtheoretischer Sicht näher betrachtet werden (siehe Bild 2), wobei zunächst auf die Beziehungen zwischen Bedarf, Angebot und Nachfrage näher eingegangen wird. Geschäftsleitung, Beschäftigte und die innerbetrieblichen Arbeitsbedingungen repräsentieren den Betrieb, aus dem heraus objektive Gegebenheiten (wie z.B. Gesundheitsbelastungen, Gesundheitsgefährdungen, arbeitsbedingte Erkrankungen) meist im Verbund mit bestimmten gesetzlichen Regelungen oder sonstigen Rechtsvorschriften den "Bedarf" an arbeitsmedizinischer Betreuung definieren. Dieser Bedarf entspricht dem aus arbeitsmedizinischer Sicht notwendigerweise zu erbringenden Leistungsumfang; er wirkt sich unmittelbar auf das "Angebot" an arbeitsmedizinischen Leistungen bzw. auf das anzubietende Leistungsspektrum aus. Des weiteren bedingt der Bedarf die "Nachfrage" nach arbeitsmedizinischen Leistungen mit, da die vorhandenen objektiven Gegebenheiten die Beschäftigten im allgemeinen auch zur Wahrnehmung des Angebotes bewegen werden.

Angebot und Nachfrage sind außer durch den 'objektiven' Bedarf zusätzlich noch durch subjektive Zielsetzungen, Forderungen oder Wünsche der Betriebsleitung und/oder der Beschäftigten bestimmt. Beispielsweise wird der Wunsch einer Geschäftsleitung nach Durchführung allgemeiner Einstellungsuntersuchungen auch ein entsprechendes betriebsärztliches Angebot erwirken, das den aus Rechtsvorschriften abgeleiteten Bedarf übersteigt. Ähnliches gilt auch auf Seiten der Nachfrage, wenn beispielsweise die Beschäftigten beim Auftreten akuter Erkrankungen erste Hilfeleistungen ihres Betriebsarztes in Anspruch nehmen.

Angebot und Nachfrage wiederum beeinflussen sich gegenseitig, indem ein bestehendes, qualitativ hochwertiges Angebot einen Nachfragesog erzeugt oder ein bestehender Nachfragedruck die Bereitstellung eines entsprechenden Angebotes erwirkt. Beispielhaft seien hier genannt: die Inanspruchnahme prophylaktisch wirkender Verfahren durch die Beschäftigten bei einem entsprechenden Angebot (d.h. bei einer entsprechenden apparativen und personellen Ausstattung des betriebsärztlichen Dienstes) oder die Ausweitung der betriebsärztlichen Sprechstunde bei wachsender Anzahl von Untersuchungen und Beratungen aufgrund geklagter arbeitsbedingter Störungen.

Aber auch der entgegengerichtete Effekt ist denkbar, daß z.B. ein bestehendes Angebot aufgrund subjektiver Einwände/Zielsetzungen der Beschäftigten nicht wahrgenommen und dann zurückgenommen wird, oder daß das an den Rahmen der innerbetrieblichen Möglichkeiten gebundene betriebsärztliche Leistungsangebot eine kurzfristig auftretende Nachfrage nicht befriedigen kann. Beides ist aufgrund der in der Bundesrepublik Deutschland bestehenden Rechtslage (Freiheit der Arztwahl und Freiheit der Behandlung) bei Inanspruchnahme außerbetrieblicher Einrichtungen möglich, ohne daß in Rechtsvorschriften enthaltene Forderungen an die arbeitsmedizinische Betreuung unerfüllt bleiben. Dadurch könnte sich für den Betriebsarzt eine Verringerung seines Aufwandes ergeben, deren Umfang bei der Ermittlung des Bedarfs an arbeitsmedizinischen Leistungen noch nicht erkennbar ist. Ähnliches kann auch dann auftreten, wenn dem Betriebsarzt aufgrund seines Vertragsverhältnisses mit dem von ihm betreuten Unternehmen nur Teile des gesamten betriebsärztlichen Aufgabenspektrums übertragen sind.

Es kann aber auch sein, daß dem Betriebsarzt über den gesetzlich vorgeschriebenen Rahmen hinaus noch weitere Aufgaben (etwa im Bereich spezieller Firmen-Für- und -Vorsorge oder im Bereich der Erstversorgung bei Betriebsunfällen oder der ersten ärztlichen Hilfe bei akuten Erkrankungen u.a.) übertragen sind, die sein Tätigkeitsspektrum deutlich erweitern.

Im Bereich der betriebsärztlichen Betreuung zeigt sich also eine starke Verflechtung von Bedarf, Angebot und Nachfrage mit objektiven innerbetrieblichen Gegebenheiten und mit subjektiven Zielsetzungen der Beteiligten. Bei einer vollständigen Betrachtung des Gesamtsystems müssen nun aber noch die außerbetrieblichen Einrichtungen des Gesundheitswesens, die Einrichtungen des betriebsärztlichen Dienstes selbst sowie die Wirkung des Gesamtsystems (= realisierte arbeitsmedizinische Betreuung) in die Überlegungen einbezogen werden (vgl. Bild 2). Zur Erläuterung dieser Zusammenhänge muß (des begrenzten Vortragsrahmens wegen) auf Ref. 1 verwiesen werden.

Wäre das System voll transparent, d.h. wären alle wichtigen Einflußgrößen/Merkmale quantifizierbar und alle ihre Auswirkungen auf die betriebsärztliche Tätigkeit nach Art und Umfang eindeutig bestimmbar, ließe sich über die Erfassung der Merkmalsausprägungen bei den originären Merkmalen der Systemelemente (siehe Bild 2) der erforderliche Leistungsumfang des Betriebsarztes als Soll-Wert exakt ableiten. Solche originären Merkmale sind beispielsweise die die Gefährdungssituation im Betrieb beschreibenden Kenngrößen. Aufgrund der unvollständigen Transparenz der Ursache-/

Wirkungsbeziehungen im Bereich der betriebsärztlichen Betreuung, bedingt durch die oben erläuterte starke Verflechtung der verschiedenen Einflußgrößen und die Vielfalt der betriebsärztlichen Tätigkeit ist aber <u>nicht</u> zu erwarten, daß alle Einflußgrößen erfaßt werden können, die den tatsächlich bestehenden Bedarf an betriebsärztlichen Leistungen zweifelsfrei abzuleiten erlauben.

Es müssen daher neben Strukturmerkmalen, die eindeutig auf den Bedarf ausgerichtet sind, auch solche Merkmale in die Liste der Kenngrößen aufgenommen werden, die sich auf das <u>Angebot</u> bzw. die <u>Nachfrage</u> nach betriebsärztlichen Leistungen und auf die Wirkung des Gesamtsystems beziehen. Als Kenngrößen aus dem Bereich der "Wirkung des Gesamtsystems" werden die "erbrachten betriebsärztlichen Leistungen bei besonders ausgewählten Leistungsarten" und die "Verteilung der Arbeitszeit des Betriebsarztes auf die arbeitsmedizinischen Aufgabengebiete" herangezogen. Erstere sind unmittelbar beim betriebsärztlichen Dienst abzufragen, letztere sind unter Auswertung der Befragung erfahrener Betriebsärzte und unter Berücksichtigung quantifizierbarer Ursache-/Wirkungsbeziehungen festlegbar. Darauf soll hier aber nicht näher eingegangen werden. Es sei nur noch darauf hingewiesen, daß hierbei weitere Systemmerkmale wie die "Erreichbarkeit des Betriebsarztes für die Betriebsangehörigen", die "Attraktivität der angebotenen betriebsärztlichen Betreuung" und besondere "Branchenspezifika" von Bedeutung sind.

Eine Reihe weiterer Merkmale wie etwa die Mentalität der Beschäftigten, das Erfahrungspotential des betriebsärztlichen Dienstes oder die häusliche Situation der Beschäftigten (etwa bei ausländischen Arbeitnehmern) sind für die betriebsärztliche Tätigkeit nach Aussage von befragten Betriebsärzten (Ref. 1) zwar von Bedeutung, ihr unmittelbarer Einfluß auf die arbeitsmedizinische Betreuung ist aber nur schwer quantifizierbar, so daß sie in eine Liste arbeitsmedizinisch bedeutsamer betrieblicher Kenngrößen, aus der konkrete Schlußfolgerungen gezogen werden sollen, nicht aufgenommen werden brauchen.

I.2   <u>Liste arbeitsmedizinisch bedeutsamer betrieblicher Kenngrößen</u>

Auf der Grundlage der eben/oben dargelegten Überlegungen und unter Auswertung der praktischen Erfahrungen vieler, bereits bestehender Betriebsärztlicher Dienste wurde in Ref. 1 eine viele Seiten umfassende Liste arbeitsmedizinisch bedeutsamer betrieblicher Kenngrößen zusammengestellt, die folgendermaßen gegliedert ist:

1.   Arbeitsmedizinisch bedeutsame Merkmale der Mitarbeiterstruktur

2.   Innerbetriebliche Arbeitsbedingungen

    2.1   Arbeitsplatzbesonderheiten

2.2   Beschäftigte an gesundheitsgefährdenden/überwachungspflichtigen Arbeitsplätzen

2.3   Besonderheiten hinsichtlich Arbeitszeit und Arbeitsintensität

2.4   Sonstige Arbeitsbedingungen und Merkmale

3.   Merkmale des betriebsärztlichen Dienstes

3.1   Art des betriebsärztlichen Dienstes

3.2   Ausstattung der betriebsärztlichen Dienststelle

3.3   Besondere Rahmenbedingungen

3.4   Ausgewählte Leistungsarten aus dem Tätigkeitsfeld des Betriebsarztes

Auszüge aus dieser Liste finden sich in Tabelle II. Die Liste hat sich in der vorliegenden Form bei der Erhebung konkreter Zahlenwerte in bestehenden Betrieben (Produktionsbetriebe, Entwicklungsbetriebe, Warenumschlags- und Lagereibetriebe, Verwaltungsbetriebe) bewährt. Bei besonderen Branchengruppen (wie z.B. im Gesundheitsdienst) zeigen sich aber hinsichtlich der "Mitarbeiterstruktur" und der "Arbeitsplatzbesonderheiten" deutlich ausgeprägte Brancheneigenheiten, so daß die hierzu in der vorliegenden Liste aufgeführten Merkmale die in diesen Betrieben bestehende Situation nicht mehr völlig wiederspiegeln. Eine Neufestlegung der entsprechenden Merkmale wäre hier erforderlich.

II.   <u>Möglichkeiten des Einsatzes der EDV</u>

Auf der Grundlage der vorstehenden Überlegungen läßt sich nun ein EDV-Konzept zur Planung und Steuerung des betriebsärztlichen Einsatzes als sinnvoll ableiten.

Die EDV-unterstützte Erfasssung, Fortschreibung und Auswertung arbeitsmedizinisch bedeutsamer betrieblicher Kenngrößen kann dabei folgenden Zielsetzungen dienen:

1)   Ableitung des gesamten jährlichen Zeitbedarfes des Betriebsarztes für eine optimale arbeitsmedizinische Betreuung

Mit den in der o.a. Liste arbeitsmedizinisch bedeutsamer betrieblicher Kenngrößen enthaltenen Daten läßt sich mit einem in Ref. 1 beschriebenen Verfahren der gesamte Zeitbedarf des Betriebsarztes für eine optimale arbeitsmedizinische Betreuung ableiten. Dabei werden in weitaus differenzierterer Weise als nach der

UVV "Betriebsärzte" (Ref. 2) die betrieblichen Besonderheiten berücksichtigt. Bei der bisherigen Anwendung des Verfahrens nach Ref. 1 zeigte sich, daß der nach der UVV "Betriebsärzte" errechnete Zeitbedarf erheblich vom tatsächlichen, aufgrund der betrieblichen Besonderheiten bestehenden Zeitbedarf abweichen kann. Dabei kann sich sowohl ein höherer als auch ein niedrigerer Zeitbedarf als der nach der UVV errechnete als tatsächlich erforderlich erweisen. Wenn sich aber unter Berücksichtigung der betrieblichen Besonderheiten ein anderer Zeitbedarf als der nach der UVV errechnete als erforderlich erweist, können bzw. sollten die Betriebe die Möglichkeit wahrnehmen, von der nach der UVV "Betriebsärzte" errechneten Einsatzzeit abzuweichen.

2) Optimierung der Untersuchungsabläufe im betriebsärztlichen Dienst unter Auswertung der Untersuchungsfristen bei Beschäftigten, die mit gesundheitsgefährdenden Arbeitsstoffen umgehen oder an überwachungspflichtigen Arbeitsplätzen eingesetzt sind

Bei den hier betrachteten Untersuchungen handelt es sich um arbeitsmedizinische Vorsorgeuntersuchungen, die in aller Regel innerhalb fester, gesetzlich vorgeschriebener Fristen durchzuführen sind. Bei einer EDV-gestützten Führung der betrieblichen Gesundheitsdatei ließen sich die Untersuchungstermine (einschließlich der Aufforderung der betreffenden Personen zur Untersuchung) so vorausplanen, daß eine optimale Anpassung der Betriebsabläufe beim betriebsärztlichen Dienst an den Untersuchungsumfang sowie eine Ausrichtung der Nachfrage nach Untersuchungen an der Leistungsfähigkeit des betriebsärztlichen Dienstes erreicht werden. Dies trägt dann zur Minimierung der Abwesenheitszeiten der Beschäftigten vom Arbeitsplatz zur Durchführung der Vorsorgeuntersuchungen bei.
Der für einen solchen EDV-Einsatz erforderliche Informationsbedarf übersteigt den Datenbestand in der o.a. Liste arbeitsmedizinisch bedeutsamer betrieblicher Kenngrößen, in der lediglich die möglichen Gefährdungsarten bzw. die überwachungspflichtigen Beschäftigungen sowie die Zahl der dort Beschäftigten abgefragt werden.

3) Suche nach den Ursachen arbeitsbedingter Unfälle und Erkrankungen durch Führen und periodischer Prüfung von Unfall- und Krankheitsstatistiken

Die EDV-gestützte Auswertung von Unfall- und Krankheitsstatistiken mit Durchführung von Trendanalysen, Clusteranalysen oder Korrelationsuntersuchungen erlaubt eine systematische Suche nach den Ursachen arbeitsbedingter Unfälle und Erkrankungen. Gleichzeitig ermöglicht sie eine Prüfung der Wirksamkeit ergriffener Schutz- oder Vorsorgemaßnahmen. Grundlage einer solchen Auswertung ist eine Klassifizierung arbeitsbedingter Unfälle und Krankheiten, die in der o.a.

Liste arbeitsmedizinisch bedeutsamer betrieblicher Kenngrößen noch nicht enthalten ist.

4) Laufende Erfassung ausgewählter betriebsärztlicher Leistungen mit periodischem Soll/Ist-Vergleich

Insbesondere bei überbetrieblichen arbeitsmedizinischen Zentren, die sehr viele und häufig auch kleine bis mittelgroße Betriebe betreuen, ergibt sich die Notwendigkeit eines fortlaufenden Vergleiches der erbrachten betriebsärztlichen Leistungen mit dem vertraglich vereinbarten Leistungsumfang. Es muß darauf geachtet werden, daß die erforderliche betriebsärztliche Betreuung im Rahmen der vereinbarten Einsatzzeiten auch erbracht wird bzw. überhaupt erbracht werden kann. Ein fortlaufender EDV-gestützter Soll/Ist-Vergleich würde einen derartigen Überblick wesentlich erleichtern.

Die oben erläuterten Einsatzmöglichkeiten der EDV im Rahmen betriebsärztlicher Dienste sind nur dann sinnvoll, wenn der bestehende Datenfluß den Einsatz der EDV rechtfertigt. Bei kleinen arbeitsmedizinischen Diensten (etwa mit einem frei-/nebenberuflich tätigen Betriebsarzt) wird dies häufig nicht der Fall sein, es sei denn, die EDV-Anlage bedient zugleich eine Vielzahl betriebsärztlicher Dienste/Zentren.

III. Literaturhinweise

Ref. 1   Blomberg, A., König, D., Merz, S., Ostheimer, E.
Konkretisierung der betriebsärztlichen Tätigkeiten unter Berücksichtigung des Aufgabenkataloges nach § 3 Abs. 1 des Arbeitssicherheitsgesetzes und Ermittlung angemessener Zeitwerte für die Durchführung dieser Tätigkeiten

IABG-Bericht Nr. B - SZ 1187/01 vom 5. Oktober 1979

Ref. 2   Unfallverhütungsvorschrift "Betriebsärzte" (VBG 123) vom 1.12.1974

IV. Anhang

(Tabellen I und II, Bilder 1 und 2)

Bild 1: Wechselbeziehungen zwischen einem Betriebsärztlichen Dienst, den von ihm betreuten Betrieben und den sonstigen ambulanten und stationären Versorgungseinrichtungen in der Region

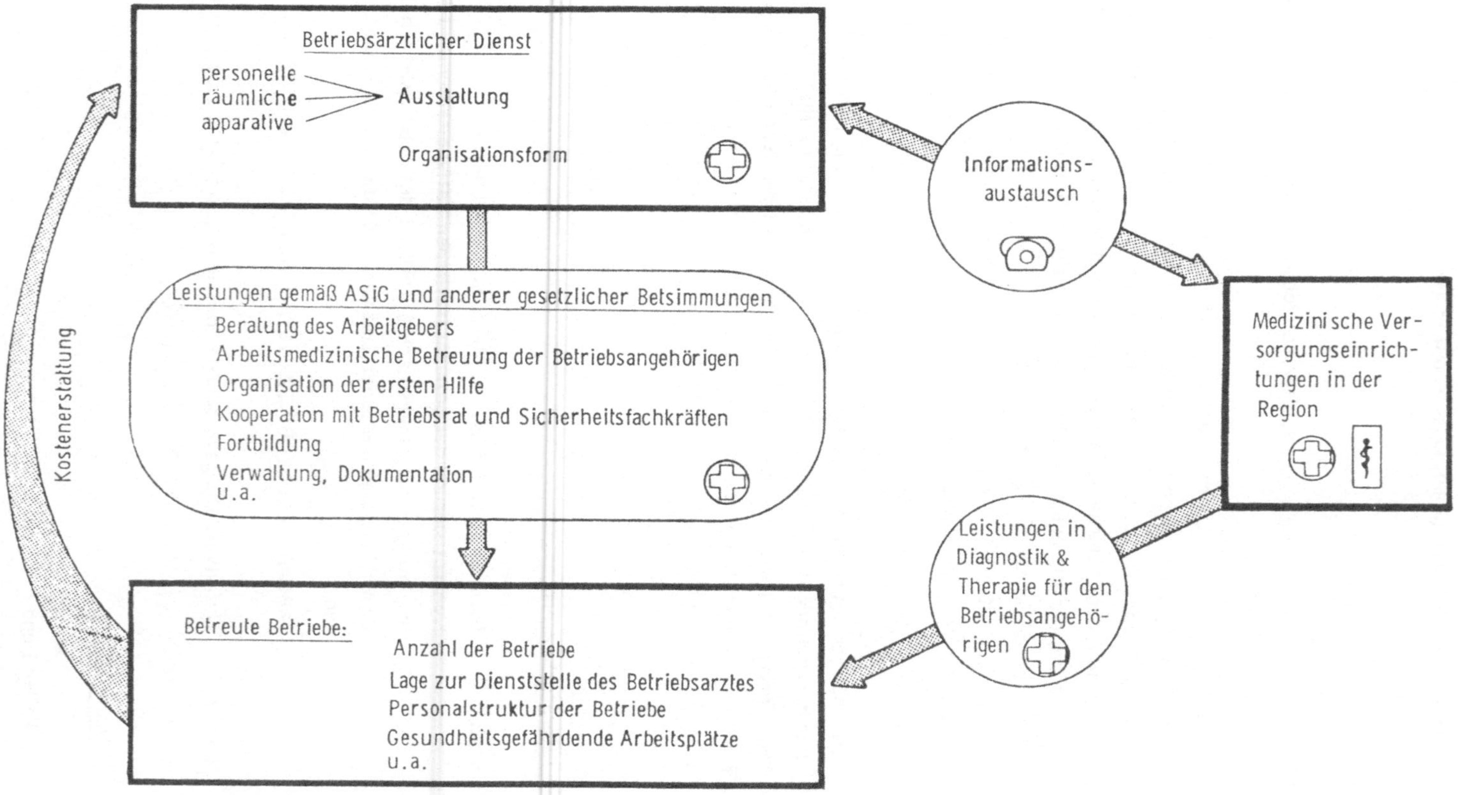

Bild 2: Schematische Darstellung von Systemzusammenhängen im Bereich der betriebsärztlichen Betreuung

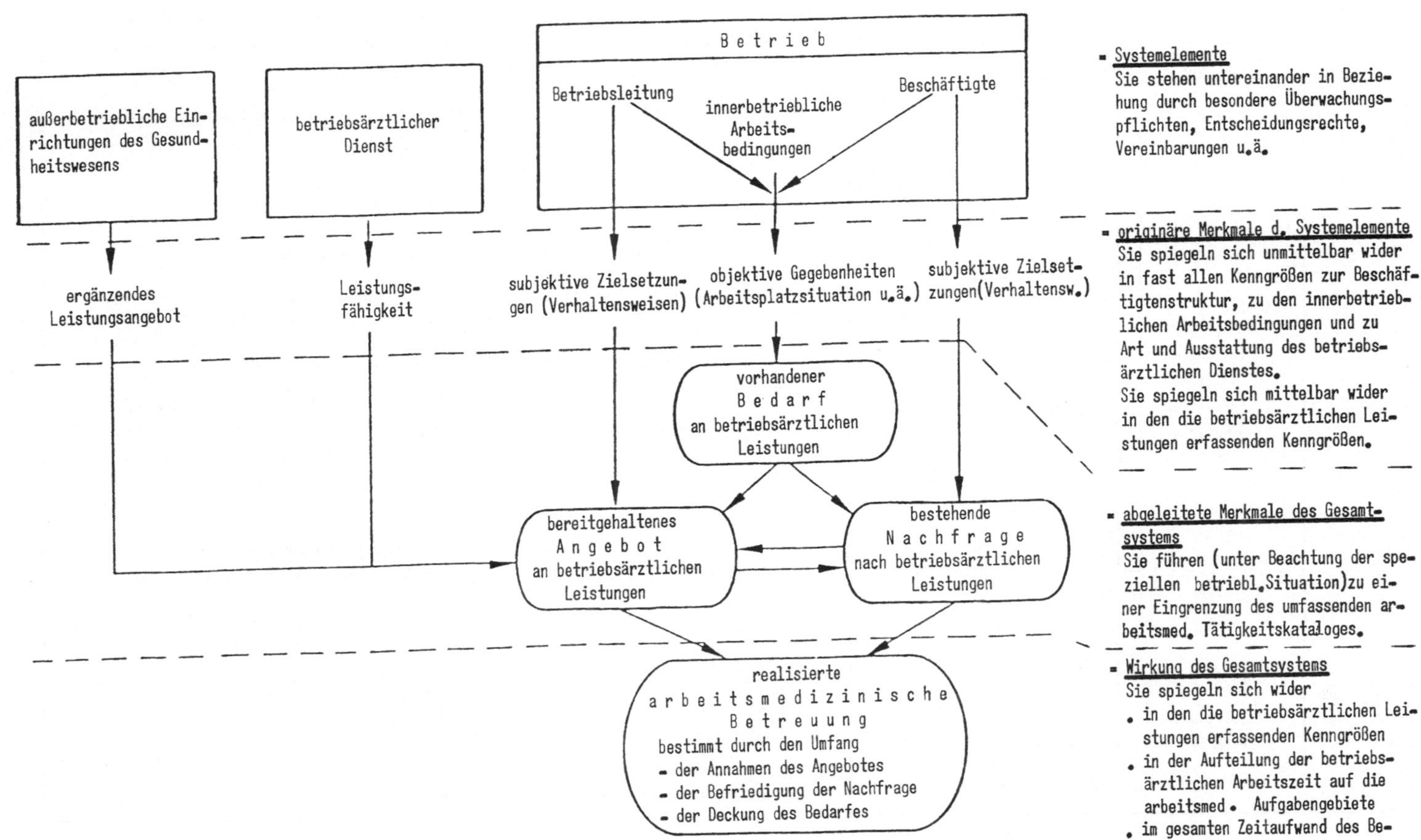

Tabelle I: Auszug aus dem arbeitsmedizinischen Tätigkeitskatalog (nach Ref. 1)

Aufgabengebiet:	rechtliche Grundlagen			
1. Beratung des Arbeitgebers und der sonst für den Arbeitsschutz verantwortlichen Personen 1.1 Beratung bei Planung, Ausführung und Unterhaltung von Betriebsanlagen *) und von sozialen und sanitären Einrichtungen	§ 3(1) ASiG	andere Be-stimmungen des ASiG	sonstige Rechts-vorschriften	ohne beson-dere Vor-schriften
Tätigkeitsbeschreibung:				
- Sichten der Planungsunterlagen (Baupläne, Ausführungsbeschreibungen) und Bewertung der Planungen an arbeitsmedizinisch indizierten Erfordernissen	+			
- Besichtigung von Baustellen, geplanten Betriebsstätten u.ä.	+			
- Auswertung der Beobachtungen über die allgemeinen hygienischen Verhältnisse (Luft, Licht, Klima, Raum, Farbe, Lärm, Erschütterung) im Betrieb sowie in betriebseigenen Einrichtun-gen wie: <ul><li>Arbeitsräume</li><li>Pausen-, Bereitschaftsräume, Liegeräume, Erste-Hilfe-Räume</li><li>Küchen, Kantinen, Speiseräume, Lebensmittellager</li><li>Waschräume, Umkleideräume, Duschen, Toiletten</li><li>Sporteinrichtungen, Erholungsheime, Kinderheime, -krippen, -horte, werkseigene Wohnheime</li><li>.</li><li>.</li></ul>	+		Arbeitsstätten-verordnung vom 20.3.1975; UVV 'Allg. Vor-schriften' (VBG 1), April 1977	
- Beratung in Fragen der Gemeinschaftsverpflegung	+			
- Erarbeitung spezifischer Änderungsvorschläge, Abfassen von Stellungnahmen etwa hin-sichtlich der Gestaltung der Betriebsanlagen, der sozialen und sanitären Einrichtungen, der allgemeinen hygienischen Verhältnisse	+	§ 8(3)		
*) Betriebsanlagen = bauliche Anlagen und der Produktion dienende Einrichtungen (ausgenommen technische Arbeitsmittel)				

Tabelle II: Auszug aus der Liste arbeitsmedizinisch bedeutsamer, betrieblicher Kenngrößen

2.2 Beschäftigung mit gesundheitsgefährdenden Arbeitsstoffen oder an überwachungspflichtigen Arbeitsplätzen	Anzahl der Beschäftigten	Anteil an der Gesamtzahl der Beschäftigten (%)
2.2.1 Gesundheitsgefährdung durch:		
Allergisierend wirkende Stoffe		
Aluminium und seine Verbindungen		
Aromatische Amine (z.B. Beta-Naphtylamin, Xenylamin)		
Arsen und seine Verbindungen (ohne Arsenwasserstoff)		
Asbesthaltige Arbeitsstoffe		
Aufenthalt in Ländern mit besonderen Gesundheitsbelastungen/-gefährdungen (z.B. überseeische Gebiete, Tropen)		
Benzol		
Benzolhomologe (Toluol, Xylole)		
Benzochinon		
Beryllium und seine Verbindungen		
Blei und seine Verbindungen		
Bleialkyle		
Cadmium und seine Verbindungen		
Chemisch-irritative Stoffe		
Chrom-VI-Verbindungen		
Cyanide		
Druckluft		
Fluor und seine anorganischen Verbindungen		
Feinstoptische Tätigkeiten, Arbeiten am Bildschirm		
Forstarbeiten mit besonderen Gefahren		
Halogenierte Alkyl-, Aryl- oder Alkylaryloxide und -sulfide		

Tabelle II: Auszug aus der Liste arbeitsmedizinisch bedeutsamer, betrieblicher Kenngrößen (Fortsetzung)

3.4 Ausgewählte Leistungsarten aus dem Tätigkeitsfeld des Betriebsarztes	Anzahl
Vorsorgeuntersuchungen pro Jahr (aufgrund von Rechtsvorschriften): . insgesamt davon . vom Betriebsarzt durchgeführt . von anderen Ärzten durchgeführt . Mitarbeiter, bei denen im Rahmen dieser Untersuchung weitere intensive Bemühungen des Betriebsarztes erforderlich sind Einstellungsuntersuchungen pro Jahr (aber ohne Erstuntersuchungen nach den BG-Grundsätzen oder besonderen Rechtsvorschriften) Untersuchungen bei Entsendung in Länder mit besonderen Gesundheitsbelastungen oder Gesundheitsgefährdungen (z.B. überseeische Gebiete, Tropen) pro Jahr Untersuchungen bei Behinderten/Rehabilitanten (Fälle pro Jahr) Vorsorgeuntersuchungen pro Jahr bei besonderen Beschäftigtengruppen, wie . Beschäftigte mit besonderen Anforderungen an die Sehfähigkeit (Datensichtgeräte, Augenfeinarbeit, u.ä.) . Beschäftigte mit Schadstoffeinwirkung (auch ohne Überschreitung der Grenzwerte) . Beschäftigte, die körperlich schwere Arbeiten zu verrichten haben . Beschäftigte mit hohem Unfallrisiko (z.B. Arbeiten auf Bühnen, Leitern, Gerüsten, im Hochspannungsprüffeld, u.ä.) . Nacht-, Schichtarbeiter	

Ergebnisse einer Vorstudie

zur Entwicklung eines regionalen EDV-gestützten

betriebsärztlichen Informationssystems

W. KOCH[+], J.R. MÖHR[+], E. KIMPEL[*]
([+]Universität Heidelberg, [*]Energieversorgung Schwaben AG, Heilbronn)

1. Einleitung

Die Energieversorgung Schwaben AG (EVS) produziert mit drei eigenen
Wärmekraftwerken und zwei Kernkraftwerden, an denen sie zu 5o % beteiligt ist, sowie 22 Laufwasserkraftwerken insgesamt mehr als 41oo Mil-
lionen KW pro Jahr. Dazu werden von anderen Unternehmen noch 94oo MKW
pro Jahr bezogen. Die in Kraftwerken, in der Verwaltung und im Außendienst beschäftigten Mitarbeiter werden von einem eigenen werksärztlichen Dienst versorgt. Dieser ist bemüht, die vorhandenen Möglichkeiten
der Dokumentation von Gesundheitsdaten der versorgten Betriebsangehörigen sowie die der Auswertung dieser Daten zu verbessern. Da hierbei
der Einsatz von Computern mit in Betracht gezogen werden muß, wurde
eine breit angelegte Voruntersuchung durchgeführt. Diese umfaßte, auf
der Grundlage bisheriger Arbeiten (2,3,4,6,7,9,1o,11,12,13,14,15),
eine Analyse der gegenwärtigen Situation und der darin bemerkenswerten
Probleme, sowie eine wertende Übersicht über verschiedene Möglichkeiten zu deren Lösung. Die Ergebnisse dieser Untersuchungen liegen ausführlich dokumentiert vor (5,8) und sollen in der Folge zusammengefaßt
werden.

2. Situationsanalyse

2.1 Allgemeine Angaben

Der werksärztliche Dienst der EVS ist räumlich auf drei Arztzentren
verteilt. Diese befinden sich in Heilbronn, Stuttgart und Biberach.
Dabei nimmt der ärztliche Dienst in Heilbronn insofern eine vorrangige
Stellung ein, als hier die umfassendste Ausrüstung vorhanden ist und
das größte Kontigent an Untersuchungen durchgeführt wird. Die Abtei-

lung, der neben dem leitenden Arzt drei weitere Ärzte sowie zwei
Schwestern, drei MTA und vier Arzthelferinnen angehören, ist dem Vor-
stand direkt unterstellt. Sie versorgt ca. 4.5oo Mitarbeiter der EVS
selbst und weitere 4.8oo Mitarbeiter von neun angeschlossenen Betrieben, die zwischen 18o und 1.ooo Mitarbeiter haben. Bis auf zwei Stuttgarter Betriebe handelt es sich dabei um Heilbronner Firmen.

Der ärztliche Dienst in Heilbronn ist, seiner übergeordneten Funktion
(s.u.) entsprechend, am umfassendsten ausgerüstet. Ein mittleres Labor
ist eingerichtet, um alle wesentlichen Untersuchungen der Harn- und
Blutchemie sowie der qualitativen und quantitativen Blutmorphologie
durchzuführen. Ausserdem ist eine umfangreiche und moderne Geräteaus-
rüstung zur Durchführung von Spiro- und Ergometrie sowie von Reakti-
ons-, Seh-, und Hörtest vorhanden. Die Ausrüstung schließt Geräte zur
Cardioversion bei Starkstromunfällen und Geräte zur Aufzeichnung und
Computerauswertung von Elektrocardiogrammen ein. Diese Geräte sind auf
vier Untersuchungsräume, die außer dem Sprechzimmer vorhanden sind,
verteilt. Ein wesentlich großzügigerer Neubau befindet sich in Konstruktion.

Die Ergebnisse der medizinischen Untersuchungen werden auf ca. 15,
größtenteils vorgeschriebenen oder von Geräteherstellern vorgegebenen
Formularen dokumentiert. Ein Spezifikum stellt ein Befundformular dar,
auf dem die Untersuchungsergebnisse für den Hausarzt des Arbeitnehmers
zusammengefaßt werden. Dieses Formular wird dem untersuchten Patienten
zur Weitergabe an den Hausarzt mitgegeben. Pro Untersuchung fällt ein
Datenvolumen von schätzungsweise 6oo Zeichen an (Personaldaten ca. 12o
Zeichen, Anamnesedaten ca. 1oo Zeichen, Befunddaten ca. 18o Zeichen,
Labordaten ca. 2oo Zeichen). Die Daten werden parallel zur Durchführung der Untersuchung handschriftlich dokumentiert bzw. im Fall der
Laboruntersuchungen nach deren Abschluß aus dem Laborbuch in den Be-
fundbogen übertragen. Die Daten werden nach Firmen und innerhalb der
Firmen nach Patientennamen alphabetisch sortiert in der Patientenkar-
tei abgelegt. Außerdem wird für jede Firma die Zahl der Untersuchungen
je Untersuchungsart und deren in eine Eignungsaussage umgewandelte Ergebnisse dokumentiert. Diese letzteren Daten werden vierteljährlich in
Übersichtsstatistitiken zusammengefaßt.

2.2 <u>Tätigkeitsspektrum</u>

VERTEILUNG DER LEISTUNGEN
AUF BETRIEBSÄRZTLICHE DIENSTE DER EVS
1978
(absolut, SÄULEN-PROZENT, *Reihen-Prozent*)

	UNTERSU-CHUNGEN	ERSTE HILFE	SUMME
HEILBRONN	1413 61,6 *68,4*	653 11,2 *31,6*	2o66 25,4 *1oo,o*
STUTTGART	237 1o,3 *9,1*	2354 4o,2 *9o,9*	2591 31,8 *1oo,o*
BIBERACH	643 28,o *18,4*	2847 48,6 *81,6*	349o 42,8 *1oo,o*
SUMME	2293 1oo,o *28,1*	5854 1oo,o *71,9*	8147 1oo,o *1oo,o*

TABELLE 1

Tabelle 1 gibt eine Übersicht über die Verteilung der unterschiedlichen ärztlichen Leistungen auf die drei Betriebsarztzentren. Sie zeigt, daß insgesamt bei den Arzt-Patienten-Kontakten Erste-Hilfe-Leistungen mit etwa 7o % im Vordergrund stehen. Das ist besonders bei den untergeordneten Betriebssarztzentren in Stuttgart und Biberach der Fall, wo nur 1o resp. 2o % der Arzt-Patienten-Kontakte einer betriebsärztlichen Untersuchung dienen. Im Betriebsarztzentrum Heilbronn finden nur etwa 25 % aller Arzt-Patienten-Kontakte statt. Diese dienen jedoch zu über zwei Drittel den aufwendigen Einstellungs-, Gefährdungs- und Eignungsuntersuchungen und Begutachtungen.

Tabelle 2 gibt eine Übersicht über durchgeführte Untersuchungsarten und deren Relevanz für die verschiedenen angeschlossenen Firmen. Sie zeigt, daß Untersuchungen nach G 25 (Fahr-, Steuer- und Überwachungstätigkeiten) weit im Vordergrund stehen. Sie machen 5o % aller diagnos-

Betriebe / Untersuchung	EVS	GEA	MÜ AG	ÜJAG	EW-HN	ZEMENT	SALZ	KALI	FIAT	KRSP	SUMME
G o1						9		1			1o
G o7							23				23
G 14							1				1
G 2o	259					4	5o	18			331
G 24	13										13
G 25	938	9	47	64	2o	13	17	4o	1		1149
G 26	42						16				58
G 3o	25						1				26
Einstellung	92	81		24	5	1	28	5	18	3o	284
Begutachtung	47		1					2			5o
Vorsorge	15			1	25	2o	62	3o	29		182
J-A-S	7			18	2		3	7			37
Eig.f.Aus		31									31
Grippe Im.	98										98
Summe	1536	121	48	1o7	52	47	2o1	1o3	48	3o	2293
Erste Hilfe	5854										5854
Gesamtleistungen											8147

Tabelle 2 :   1978 durchgeführte Untersuchungen nach Untersuchungsarten gegliedert

tischen Untersuchungen aus (Einstellungsuntersuchungen, Begutachtungen, Vorsorge, Jugendarbeitsschutzuntersuchung und Eignung für ausländische Tätigkeit eingeschlossen). Andere häufig durchgeführte Gefährdungsuntersuchungen stellen G 2o (Lärm-Siebtest) sowie Einstellungs- und Vorsorgeuntersuchung dar. Das Spektrum der für Mitarbeiter der EVS notwendigen Gefährdungsartenuntersuchungen wird im übrigen durch die angeschlossenen Firmen erweitert.

Tabelle 3 zeigt nun, daß das Spektrum der bei den einzelnen Gefährdungsarten vorgenommenen Untersuchungen in weiten Bereichen sehr homogen ist. Lediglich der Oxycon-Test, der Hörtest, Spirometrie und Reaktionstest werden diskriminierend eingesetzt. Praktisch alle anderen Untersuchungen sind Bestandteil der Routineuntersuchung. Auch bei wiederholter Untersuchung wird das gesamte Programm bis auf eine verkürzte Anamnese wieder durchgeführt. Das wirkt sich so aus, daß der Untersuchungsgang weitgehend gleichmäßig sequentiell nach vorgegebenem einheitlichen Schema abläuft (Abb. 1). Pro Tag werden etwa 1o-15 Patienten in dieser Form untersucht. Der größte Teil des etwa 1 1/2 Stunden umfassenden Untersuchungsprozess entfällt dabei auf Funktionstests. Diese beinhalten die Anwendung von Geräten am Patienten. Diese werden von Schwestern und Helferinnen bedient. Dieser Sachverhalt findet in einem internen Kommunikationsdiagramm (Abb. 2) (1) seinen Niederschlag. Die Grundlage dieses Diagramms ist eine Erhebung des Zeitaufwandes für die Interaktion der dargestellten Komponenten (Arzt, Schwestern, Geräte, Dokumentation, Patient, Labor) bei den einzelnen Untersuchungen. Die Einzelergebnisse wurden für Abbildung 2 zusammengefaßt. Sie zeigt, daß der wesentliche Teil des Zeitaufwandes auf die Interaktion von Patient, Untersuchungsinstrumenten und Schwestern entfällt. Der direkte Kontakt zwischen Arzt und Patient schlägt zeitlich gering zu Buche. Insgesamt findet sich also ein hochgradig routinemäßiger Ablauf, bei dem technische Verrichtungen am Patienten, die durch Schwestern durchgeführt werden, im Vordergrund stehen. Die eigentliche Dokumentation hat bisher einen relativ geringen Anteil am Zeitaufwand, der im Aufwand zur Erhebung, Auswertung und Interpretation der Befunde untergeht.

Neben den bisher beschriebenen diagnostischen und z.T. auch therapeutischen Tätigkeiten des Betriebsarztes fallen andere betriebsärztliche Aufgaben weniger ins Gewicht. Hierzu gehören die regelmäßig durchgeführten Betriebsbegehungen, sowie Veranstaltungen und Kurse zur Unterrichtung der Mitarbeiter im Sinne gesunder Lebensführung, Unfallver-

	G: o1	o2	o4	o6	o7	o8	o9	1o	11	13	14	15	17	18	2o	21	23	24	25	26	27	29	3o	31	33	E	V	S
Anamnese	X	X	X	X	X	X	X	X	X	X	X	X	X	X	X	X	X	X	X	X	X	X	X	X	X	X	X	X
ärztliche Untersg.	X	X	X	X	X	X	X	X	X	X	X	X	X	X	X	X	X	X	X	X	X	X	X	X	X	X	X	X
Labor	U B	U B	U B	U B	U B	U B	U B	U B	U B	U B	U B	U B	U B	U B	U B	U B	U B	U B	U B	U B	U B	U B	U B	U B	U B	U B	U B	U B
Oxycon																				X			X					X
Ergometrie	X	X	X	X	X	X	X	X	X	X	X	X	X	X	X	X	X	X	X	X	X	X	X	X	X	X	X	X
Röntgen	X	X	X	X	X	X	X	X	X	X	X	X	X	X	X	X	X	X	X	X	X	X	X	X	X	X	X	X
Hörtest					X	X					X		X	X				X	X	X		X	X	X		X		X
Sehtest	X	X	X	X	X	X	X	X	X	X	X	X	X	X	X	X	X	X	X	X	X	X	X	X	X	X	X	X
Spirometrie	X				X							X						X	X	X			X	X	X	X		X
Reaktions-test	X						X											X	X	X			X	X		X		X
Überwa-chung M: Monate	12 M	3-12 M	6-12 M		3-6 M	6-12 M	12-24 M	12 M	6 M	12 M	6-12 M	12 M	12 M	12 M	12-36 M	12 M	12-24 M	12-18 M	36 M	36 M	12 M	6-12 M	12 M	12-36 M				

Tabelle 3: Untersuchungsspektrum und Überwachungszeitraum bei den wichtigsten Untersuchungen

Legende: E: Einstellungsuntersg.
V: Vorsorgeuntersuchung
S: Strahlenschutzuntersg.
U: Urinstatus
B: Blutstatus

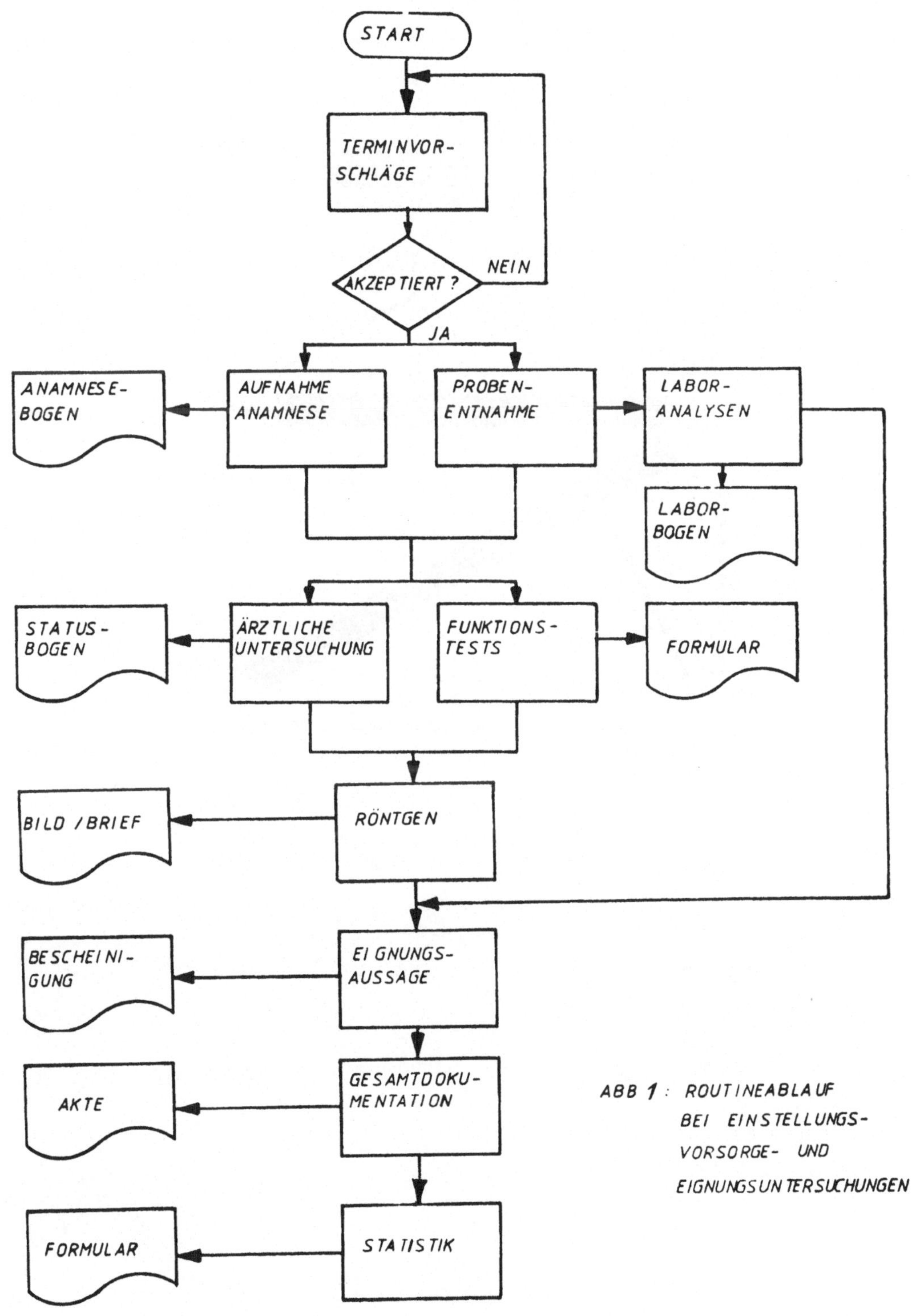

ABB 1 : ROUTINEABLAUF BEI EINSTELLUNGS- VORSORGE- UND EIGNUNGSUNTERSUCHUNGEN

ALLGEMEINES INTERNES KOMMUNIKATIONSDIAGRAMM
ZUSAMMENFASSUNG DER EINZELERGEBNISSE
ARZT
MASCHINEN ZUR UNTER- SUCHUNG
PATIENT
DOKUMEN- TATION
SCHWESTERN
LABOR

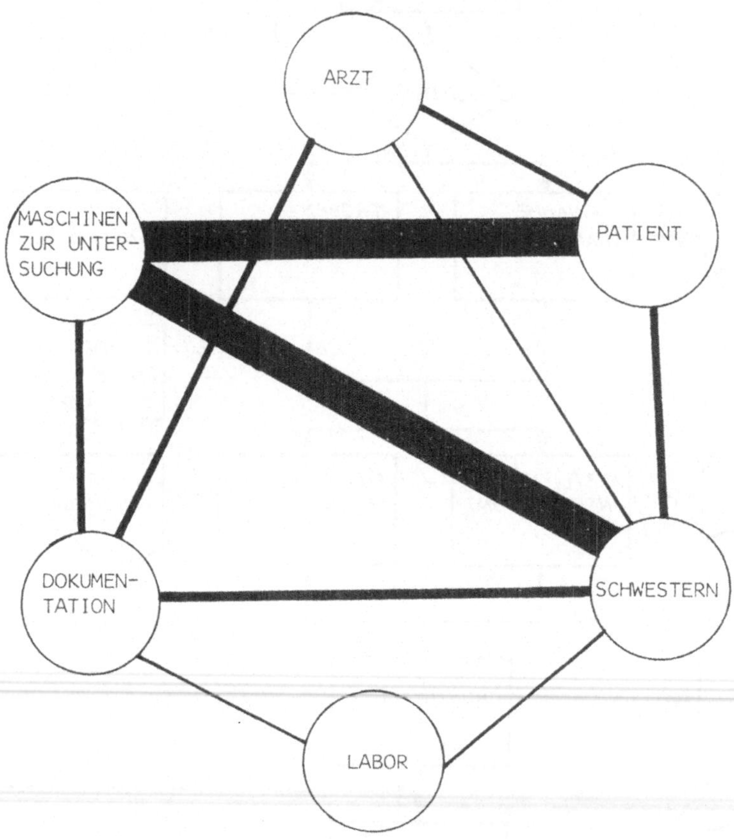

ABB. 2

hütung, erster Hilfe etc. Eine Verbesserung der Dokumentation von Ge-
fährungseinflüssen und Arbeitsplatzdaten wird angestrebt. Die diesbe-
züglichen Mängel liegen einmal an der stark außendienstorientierten
Tätigkeit vieler Mitarbeiter der EVS und andererseits an der Verstreut-
heit und Unterschiedlichkeit der angeschlossenen Betriebe. Demgegen-
über fällt der Aufwand für die Koordination der räumlich weit ausein-
ander liegenden Arztzentren und die allgemeine Managementtätigkeit,
insbesondere für den leitenden Arzt, stärker ins Gewicht.

Als Ergebnis der Siatuationsanalyse kann also festgehalten werden, daß
es sich bei dem beschriebenen Betrieb um eine gute ausgerüstete akzep-
tierte betriebsärztliche Institution handelt, in der qualitativ hoch-
wertige, vom zeitlichen, finanziellen und ausstattungsmäßigen Aufwand
vorwiegend diagnostisch orientierte Medizin durchgeführt wird. Der Untersuchungsgang ist dabei weitgehend homogen und in der zeitlichen
Charakteristik den Erfordernissen der Untersuchungsgänge angepaßt. Von
daher erscheint er einer umfassenden Automation problemlos zugänglich.
In dieser Hinsicht bestehen erhebliche Unterschiede zum Milieu der
Akutversorgung, etwa bei niedergelassenen Ärzten oder auch in Kranken-
häusern. Weiterhin fällt auf, daß die Ergebnisse eines sehr umfassenden und aufwendigen Untersuchungsprogramms wegen Einschränkungen in
der Dokumentation und Kommunikation nicht so umfassend genutzt werden,
wie sie es verdienten (z.B. durch Hausärzte, für epidemiologische Aussagen etc.).

3.   Probleme

Hinsichtlich der Informationsverarbeitung, der Dokumentation und Kommunikation fällt das folgende Problemspektrum auf:

   1.   Die fallbezogene konventionelle Dokumentation und Archivie-
        rung der Untersuchungsergebnisse macht so gut wie keine ka-
        tegorischen Auswertungen möglich. Das bedeutet, daß die im
        Arbeitssicherheitsgesetz vorgesehenen Auswertungen nicht
        durchgeführt werden können. Insbesondere fällt es schwer,
        frühzeitig schädigende Einflüsse auf bestimmte Gruppen von
        Arbeitnehmern zu identifizieren. Weiterhin ist auch die Mög-
        lichkeit der innerbetrieblichen und zwischenbetrieblichen
        Kontrolle der Qualität der Ergebnisse der ärztlichen Unter-
        suchungen eingeschränkt.

2. Die Dokumentation ist hier wie bei anderen werksärztlichen
   Betrieben auf die Beschäftigungsepisode eines Arbeitnehmers
   bei einem angeschlossenen Betrieb bezogen. Eine Kontinuität
   der Dokumentation, insbesondere der schädigenden Einflüsse
   über den Wechsel des Beschäftigungsverhältnisses hinaus ist
   nicht möglich. Damit fällt insbesondere eine Identifikation
   von schädigenden Einflüssen aus weiter zurückliegender Exposition schwer.

3. Eine Dokumentation der Arbeitsplatzdaten und schädigende
   Einflüsse am Arbeitsplatz findet praktisch nicht statt. Der
   Dokumentation stehen einerseits mangelnde Systematisierung
   der Charakteristiken entgegen. Besonders bei den dem ärztlichen Dienst angeschlossenen Betrieben würden aber, selbst
   wenn ein System vorläge, auch erhebliche Probleme bei der
   Erfassung der Arbeitsplatzdaten erwartet.

4. Mit dem vorgenannten Punkt hängt zusammen, daß nur eine geringe Kommunikation mit den Sicherheitsingenieuren der Betriebe besteht. Diese beschränkt sich hauptsächlich auf Besprechungen und hat nur eine gering formalisierte Basis.

5. Die Kommunikation mit den niedergelassenen Ärzten wird aus
   verschiedenen Gründen über die untersuchten Arbeitnehmer
   selbst abgewickelt. Die Arbeitnehmer erhalten, wie erwähnt,
   eine schriftliche Zusammenfassung der bei ihnen erhobenen
   Befunde. Diese können sie ihrem behandelnden Hausarzt aushändigen. Das scheint in der Mehrzahl der Fälle auch zu erfolgen. Immerhin ist bei diesem Verfahren nicht ausgeschlos-
   sen, daß unnötige Mehrfachuntersuchungen durchgeführt werden,
   bzw. daß vorhandene diagnostische Hinweise nicht zu den erforderlichen therapeutischen Konsequenzen führen. Insbesondere ist aber keine Rückkopplung über Durchführung empfohle-
   ner therapeutischer Maßnahmen und deren Erfolg vorhanden.

6. Damit hängt zusammen, daß dem Betriebsarzt auch keine zusam-
   menfassende Information über die Krankenstandsmeldungen zur
   Verfügung steht. Information über den Krankenstand besteht
   für den eigenen Betrieb kaum, für die angeschlossenen Betrie-

be praktisch gar nicht. Insofern besteht auch keine Kontroll-
möglichkeit über die Effizienz der getroffenen Maßnahmen bzw.
über die Gefährdung bestimmter Populationsgruppen.

Mit Ausnahme des unter 2 genannten Problems, das eine überbetriebliche
Dokumentation und eine betriebsunabhängige Regelung, etwa im Sinne
einer allgemeinen Meldepflicht von Gefährdungen voraussetzen würde,
können die übrigen aufgeführten Probleme größtenteils im Rahmen eines
betriebsorientierten regionalen Informationssystems angegangen werden.

4. Zielkatalog

Für dieses Informationssystem ergibt sich in unserem Falle folgende
globale Zielsetzung:

1. Es wird angestrebt, die medizinische Dokumentation mindestens im bisherigen Umfang auf der Ebene der am Patienten erhobenen Befunde auf EDV zu übernehmen, um eine umfassende
   patientenbezogene Dokumentation medizinischer Befunde zu unterstützen.

2. Zur Unterstützung der patientenorientierten Dokumentation
   sollten Personaldaten, soweit verfügbar, aus dem Informationssystem der Personalabteilung(en) übernommen werden.

3. Die bisherige patientenorientierte Dokumentation sollte um
   Daten über Krankmeldungen ergänzt werden.

4. Es ist eine Arbeitsplatz- undGefährdungsartendatei aufzubauen.

5. Es ist eine Unfalldatei aufzubauen und mit dem patientenorientierten Informationssystem zu verknüpfen.

6. Der Zugriff auf die gespeicherten Daten ist durch ein Auskunftssystem zu ermöglichen.

7. Dieses Auskunftssystem ist durch ein Auswertungssystem für
   kategorische Auswertungen zu ergänzen.

8. Dabei ist zu gewährleisten, daß die Bestimmungen der für Datenschutz relevanten Gesetze im bisherigen Umfang beachtet werden und auch evtl. darüber hinausgehende Erfordernisse berücksichtigt werden.

5. Lösungsalternativen

5.1 Systemkonzepte

Die Realisierung dieser Zielsetzung ist in unterschiedlichem Maße durch unterschiedliche Systemalternativen denkbar. Diese sollen kurz vorgestellt und diskutiert werden.

1. Basissystem (BASY)

   Dieses System stellt im wesentlichen eine off-line-Lösung dar, bei der Befunde und andere Daten auf zu entwickelnden Dokumentationsbögen vom Personal der ärztlichen Abteilung und unterschiedlichen anderen Abteilungen erhoben werden. Diese Daten werden zentral auf Datenträger übertragen und im Rechenzentrum der Firma verarbeitet.

2.a) Dialogsystem Terminals (DASY-Terminals)

   Bei dieser Lösung würden, im Gegensatz zur vorherigen, die Betriebsarztzentren mit einem oder mehreren Terminals ausgerüstet, die an die zentrale Datenverarbeitung der Firma angeschlossen sind.

2.b) Dialogsystem Satelliten (DASY-Saltelliten)

   Dieses System funktioniert prinzipiell wie die Alternative 2.a). Die Werksarztzentren werden jedoch mit Satellitenrechnern ausgerüstet. Dadurch werden Funktionen vermehrt in die Betriebsarztzentren verlagert und der Aufwand für die Datenfernübertragung vermindert.

3. Stand alone-System (STASY)

   Bei dieser Alternative würde der betriebsärztliche Dienst mit einem eigenen Rechner ausgerüstet, der im off-line-Verfahren Daten aus dem Personalsystem übernehmen kann, aber ansonsten autark angewendet wird.

Diese vier Alternativen sollen im folgenden hinsichtlich des Ausmaßes
der durch sie möglichen Funktionserfüllung, insbesondere des Datenschutzes und hinsichtlich der anfallenden Kosten diskutiert werden.

5.2 Funktionserfüllung, insbesondere Datenschutz

In Anbetracht der verhältnismäßig langen Zeit, die Schwestern und Helferinnen mit den Untersuchungen am Patienten und mit der Gerätebedie-
nung verbringen, in Anbetracht des weitgehend standardisierten Unter-
suchungsablaufs und Datenumfangs dürfte die Erfassung der medizinischen Daten bei allen in Betracht gezogenen Alternativen kein Problem
darstellen. Die Erfassung anderer Daten (Arbeitsplatzdaten, Unfalldaten etc.) könnte auf Probleme stoßen, die aber im wesentlichen auch
vom verwendeten System unabhängig sind.

Die Erfüllung der meisten anderen Funktionen (Fehler- und Plausibili-
tätskontrolle, aktuelle Information über behandelte Patienten, flexible kategorische Auswertung, Datenschutz) ist bei dem im wesentlichen
off-line-organisierten Basissystem (BASY) nur mit starken Einschränkungen möglich. Die Datenübertragen müßte im wesentlichen durch Post
und Boten erfolgen. Der Kreis der mit den Daten hantierenden Personen
wäre groß und würde den Datenschutz erschweren.

Durch Anwendung von Dialogsystemen (DASY-Terminal oder DASY-Satelli-
ten) wird im Hinblick auf die Funktionserfüllung ein wesentlicher
Durchbruch erreicht. Dabei wird nicht nur die Datenerfassung flexibler
und einer unmittelbaren Kontrolle auf Vollständigkeit und Plausibili-
tät zugänglich. Auch der Kreis der mit der Datenmanipulation befaßten,
nicht dem betriebsärztlichen Dienst unmittelbar angehörenden Mitarbeiter ist wesentlich eingeschränkt. Auskünfte über gespeicherte Patientendaten können unmittelbar, unter Kontrolle des ärztlichen Dienstes,
erfolgen und Auswertungen größtenteils durch Eingabe weniger Abfrage-
parameter veranlaßt werden. Damit ist im wesentlichen die für das System zu fordernde Flexibilität und das erforderliche Ausmaß der Funktionserfüllung erreicht. Allerdings würden die Daten nach wie vor hauptsächlich im Rechenzentrum der Firma gespeichert. Hier wären besondere
Vorkehrungen zu treffen, um die Erfordernisse der Datensicherung und
des Datenschutzes zu erfüllen. Diese müßten mindestens die Anwendung
eines modernen Ansprüchen gerechten Datenbanksystems und organisatori-

sche Maßnahmen im Betrieb des Rechenzentrums und in der Programmierung
beinhalten.

Andererseits könnte bei diesem System das vorhandene Rechenzentrums-
personal und die dort vorhandene Erfahrung in der Bewältigung von Ent-
wicklungs- und Managementaufgaben eingesetzt werden.

Bei Entscheidung für das Stand-alone-System (STASY) würde dem gegenüber der Aufbau einer Spezialgruppe erforderlich. Soweit nicht davon
ausgegangen werden kann, daß ein funktionsfähiges, schlüsselfertiges
System übernommen werden kann, müßte diese zunächst das System aufbau-
en. Falls ein schlüsselfertiges System in Frage kommt, braucht diese
nur für den Betrieb des Systems zu sorgen. Das könnte jedoch bedeuten,
daß dieses Stand-alone-System unter realistischen Aspekten einen ein-
geschränkten Funktionsumfang haben wird, obwohl es den Lösungen mit
Datenfernverarbeitung grundsätzlich gleichwertig ist. Die Entscheidung
zwischen Datenfernverarbeitungssystemen (DASY) und Stand-alone-System
(STASY) wird also im wesentlichen unter Abwägung des Aufwandes für Datenschutz bei ersterem und Aufwand für Implementierung und Instandhal-
tung bei letzterem zu fällen sein. Die Wahl einer geeigneten Implementierungsstrategie wird dabei von wesentlichem Einfluß sein.

5.3 <u>Kosten</u>

Die Kosten beim Basissystem dürften in der Größenordnung von 1.ooo bis
1.5oo DM im Monat liegen, je nach dem, ob für die Datenerfassung Son-
derkosten anfallen oder nicht. Diese Kosten würden Mieten für die erforderliche Plattenspeicherkapazität, für die Rechnerbenutzung und für
den Transport von Formularen beinhalten.

Für die Realisation der Alternative 2.a) (DASY-Terminal) würden für
die Installation der Datenfernübertragung durch eine Standleitung einmalige Kosten in der Größenordnung von 7o.ooo DM anfallen. Die Miete
für Bildschirme und andere Peripheriegeräte in den ärztlichen Diensten, Wartungskosten und Plattenspeicherkapazität sowie Rechenzeit
würden laufende Kosten in der Größenordnung von 3.5oo bis 4.4oo DM
verursachen, je nach Anzahl der eingesetzten Bildschirme und anderer
Peripheriegeräte.

Durch Einsatz eines Satelliten könnte die Standleitung zugunsten einer
Wählverbindung entfallen. Als Satellit könnte bei Beschränkung des angestrebten Funktionsumfangs der vorhandene Rechner PDP 11o3 eingesetzt
werden, der gegenwärtig mit der EKG-Auswertung nicht ausgelastet ist.
Kosten würden in diesem Fall für Basissoftware, Erstellung und Wartung
und Anwendungsprogrammen anfallen. Auch die Kosten für das Stand-alone-
System sind zum gegenwärtigen Zeitpunkt schlecht abzuschätzen. Sie
müßten jedoch Mietkosten für die DV-Anlage, Wartungskosten für Hardwa-
re und Software, Kosten für die Datenfernübertragung und, vermutlich
in nicht unerheblichem Umfang, auch Kosten für die Software-Erstellung
beinhalten. Insofern erscheint es nicht möglich, dieses System zu ge-
ringeren Kosten als die vorgenannte Datenfernverarbeitungssysteme zu
realisieren.

6.   Schlußbetrachtung

Als Ergebnis des gegenwärtigen Standes der Untersuchungen in einer betriebsärztlichen Einrichtung ist die Identifikation einer Reihe von
Problemen auf dem Gebiet der Dokumentation, Kommunikation und Informationsverarbeitung festzustellen. Diese Probleme betreffen einmal Verbesserungen bei der Dokumentation von Patientendaten, andererseits
aber den Aufbau einer Dokumentation von Arbeitplatz-, Gefährdungs- und
Unfalldaten. Hervorzuheben ist, daß eine umfassende Speicherung medizinischer Befunde angestrebt wird. Der überwiegende Teil der Probleme
scheint einer Lösung durch Techniken der Datenfernverarbeitung oder
durch Anwendung eines dedizierten Systems zugänglich. Eine Realisierung als Stapelverarbeitungsanwendung im Rechenzentrum der Firma
scheint ungeeignet. Als eine der wichtigsten Randbedingungen, die bei
der Realisierung zu berücksichtigen ist, hat sich die Gewährleistung
der schutzwürdigen Interessen der beteiligten Personengruppen (Arbeitnehmer, Mitarbeiter des Ärztlichen Dienstes) erwiesen.

Die Entscheidungen zwischen den Alternativen sind folglich wesentlich
vom Detailfunktionskonzept, einer Implementierungsstrategie und einem
Datenschutzkonzept abhängig, die gegenwärtig erarbeitet werden.

Referenzen:

1   Ahrends, N., Estorf, R.: Kommunikationsanalyse
In: Möhr, J.R., Boese, J. (Hrsg.): Aspekte des Gesundheitswesens
Berichte aus dem Praktikum Systemanalyse im Gesundheitswesen WS
1978/79, Bd. II Werksarztzentrum, Krankenhausverwaltung, AOK
Interner Bericht, Fachhereich Medizinische Informatik, Fachhoch-
schule Heilbronn/Universität Heidelberg (1980)

2   Dahlke, W., Korb, H.: Überwachung lärmexponierter Mitarbeiter
ASP 5 (1979) 121-124

3   Eggeling, F.: Modell eines werksärztlichen Informationssystems
(Dissertation) FU Berlin o.J.

4   Hochadel, H., Thies, A.M., Zapp, H.: Möglichkeiten der EDV im arbeitsmedizinischen Bereich
Zbl. für Arbeitsmedizin 1o (1977) 242-244

5   Koch, W.: Sollkonzept für ein ADV-gestütztes Werksärztliches Informationssystem
Diplomarbeit, Universität Heidelberg, 1979

6   Korallus, U.: Datenerfassung (EDV) im werksärztlichen Dienst
Zbl. für Arbeitsmedizin 1o (1977) 23o-232

7   Mathies, V.: Die programmierte Anamneseerhebung bei arbeitsmedizinischen Vorsorgeuntersuchungen
ASP 1 (1978) 21

8   Möhr, J.R., Boese, J. (Hrsg.): Aspekte des Gesundheitswesens -
Berichte aus dem Praktikum 'Systemanalyse im Gesundheitswesen'
WS 1978/79, Bd. II: Werksarztzentrum, Krankenhausverwaltung,
Versicherung
Interner Bericht Fachhochschule Heilbronn/Universität Heidelberg
(1980)

9   Osterhof, A.: Arbeitsmedizinische Überwachung mit Hilfe der EDV
in einem Hüttenwerk
IBM-Nachrichten 26 (1976)   115-119

1o   Pott, R.: Betrachtungen nach 2 Jahren arbeitsmedizinischen Überwachung in einem Hüttenwerk mit Hilfe der EDV
Zbl. für Arbeitsmedizin 1o (1977) 233-238

11   Schieffer, H.P.: Betriebsärztezentrum Informationssystem
Projektbericht, Ratingen 1978

12   Schieffer, H.P.: Aufgabe und Funktion des Benutzeridentifikations-
systems
Projektbericht, Ratingen 1977

13   Thiess, A.M., Koch, H.: Datenerfassung, Dokumentation und statis-
tische Auswertung in der Arbeitsmedizin
Vortrag anläßlich der Arbeitstagung der Werksärzte der chemischen
Industrie im Verband Deutscher Betriebsärzte undWerksärzte e.V.
Krefeld 1976

14   Weber, H.: Arbeitsmedizinische Vorsorgeuntersuchungen - Absichten
     und Probleme
     Zbl. für Arbeitsmedizin 8 (1978) 216

15   Wende, E.: Modell eines werksärztlichen Dokumentationssystems
     Teil 2, Schriftenreihe Dokumentation für Arbeitsmedizin in
     Hannover 1973

RECHTLICHE ASPEKTE
HEUTIGER BETRIEBSÄRZTLICHER INFORMATIONSSYSTEME

W. KILIAN
Universität Hannover

Betriebsärztliche Informationssysteme sind in der BRD weit verbreitet.
Nach einer von mir vor kurzem durchgeführten Untersuchung der 22o
umsatzstärksten deutschen Industrieunternehmen verfügen 72,3 % von
ihnen über Betriebsärzte oder betriebsärztliche Zentren. Nur etwa 25 %
dieser Unternehmen hat bisher überhaupt keine betriebsärztlichen Funktionen automatisiert. Oder positiv ausgedrückt: Rund 2/3 aller industriellen Großunternehmen führen betriebsärztliche Aufgaben automatisiert durch. Allerdings schwanken Automationsgrad sowie Organisationsform der betriebsärztlichen Dienste erheblich. Die Skala der Funktionen
automatisierter Systeme reicht von einfachen Routineaufgaben (Beispiel:
Einladungen zu Reihenuntersuchungen) bis zu komplexen Bewertungsvor-
gängen (Beispiel: automatisierte arbeitsmedizinische Eignungsprofile).
Als Organisationsformen bestehender Informationssysteme kommen völlig
isolierte Datenbanken als auch verkoppelte Gesamtsysteme auf Unterneh-
mensebene vor. Soweit ersichtlich, hat jedoch bisher noch kein System
den Entwicklungsstand erreicht, den Eggeling und Wende in ihrem "Modell
eines Werksärztlichen Informationssystems" 1973 vorschlugen[1].

Dies hat viele Gründe. Obwohl vielfach formalisierbare Aufgaben zu
erfüllen sind, spielen doch oft numerisch schlecht faßbare Abwägungen
eine Rolle. Der Betriebsarzt sieht sich wohl mit Recht primär als
Arzt und nicht als EDV-Anwender. Schließlich gewinnen zunehmend auch
rechtliche Überlegungen an Bedeutung. Dies hängt nicht nur mit dem
generellen Trend zur Verrechtlichung sozialer Beziehungen zusammen.
Vielmehr ist unser Blick für Informations- und Kommunikationsprozesse
insgesamt geschärft worden. Der schwelende Konflikt bei Daimler-Benz
über die Einführung des ISA-Systems mit weitgehender Einbeziehung
arbeitsmedizinischer Daten hätte in der Presse sonst keine so große
Aufmerksamkeit gefunden[2]. Insbesondere das Datenschutzrecht führt zu
einer veränderten Sichtweise des Arztgeheimnisses, der Verfügungsbe-
fugnisse der Beteiligten, der organisierten Interessenwahrnehmung,
der Entscheidungsprozesse und der Organisationsstrukturen.

Über die Organisation automatisierter betriebsärztlicher Informationssysteme gibt es keine speziellen Rechtsvorschriften. Vielmehr sind
solche Systeme Instrumente in der Hand des Betriebsarztes oder des
betriebsärztlichen Zentrums. Als <u>Instrumente</u> unterliegen die Systeme
den allgemeinen Vorschriften, die für Datenbanken gelten, also insbesondere den Datenschutzgesetzen von Bund und Ländern. Weil <u>Ärzte</u> mit
diesen Instrumenten in erster Linie umgehen, wirkt sich auch die Stellung der Betriebsärzte auf Organisation und Zweckbestimmung arbeitsmedizinischer Datenbanken aus.

Für die Stellung der Betriebsärzte bildet das Arbeitssicherheitsgesetz
von 1974[3] die wichtigste Rechtsgrundlage. Allerdings hat es sich in
der Praxis als schwaches Gesetz erwiesen. "Schwach" deshalb, weil darin
weder die Funktionen des Betriebsarztes präzise umschrieben werden noch
die Einhaltung der Vorschriften einer effektiven externen Kontrolle unterliegt. Die Beteiligten vermeiden es, Streitfragen vor Gerichte zu
bringen. Soweit ersichtlich gibt es bis heute in der Bundesrepublik
Deutschland noch keine einzige rechtskräftige Gerichtsentscheidung,
die eine arbeitsmedizinische Datenbank direkt betrifft.

Die Gründe liegen auf der Hand: Einmal werden die betriebsärztlichen
Dienste als Teilsystem des Gesamtunternehmens betrachtet, weil die Or-
ganisationskompetenz bei dem Unternehmen liegt. Zweitens reduziert sich
in der heutigen Praxis die Tätigkeit des Betriebsarztes überwiegend auf
unumgängliche Routineaufgaben. Sie erschweren individuelle Beratung,
Forschung oder prophylaktische Maßnahmen angesichts der generell schwa-
chen personellen Ausstattung erheblich.

Mit der Einrichtung arbeitsmedizinischer Datenbanken ist jedoch nicht
nur eine rationellere und effektivere Abwicklung betriebsärztlicher
Aufgaben verbunden. Vielmehr finden durchaus qualitative Veränderungen
in den innerbetrieblichen Informations- und Entscheidungsprozessen
statt. Dies gilt vor allem für die Auswirkungen von Entscheidungen des
Betriebsarztes auf die Beschäftigung der Arbeitnehmer. In Zeiten eines
Arbeitskräfteüberhangs gewinnen arbeitsmedizinische Eignungsaussagen
größere praktische Relevanz. Es ist daher nicht auszuschließen, daß
mit Zunahme computergestützter arbeitsmedizinischer Systeme den Organi-
sations- und Verfügungskompetenzfragen ebenfalls wachsende Bedeutung
zukommen wird. Es handelt sich hierbei um Probleme, die im Verhältnis
Betriebsarzt - Unternehmen, im Verhältnis Betriebsarzt - Arbeitnehmer
und im Verhältnis Betriebsarzt -Sozialversicherungsträger entstehen können.

I. <u>Verhältnis Betriebsarzt - Unternehmen</u>

Die <u>Organisation</u> des betriebsärztlichen Dienstes fällt in die Zu-
ständigkeit des Unternehmens. Nach § 1 ASiG hat der Arbeitgeber Betriebsärzte zu bestellen. Dies kann in drei Gestaltungsformen erfolgen (§ 9
Abs. 3 ASiG):
- durch Bestellung eines Betriebsarztes
- durch Verpflichtung eines freiberuflichen Arztes
- durch Beteiligung an einem überbetrieblichen Dienst.

In jüngster Zeit ist das Mitbestimmungsrecht des Betriebsrats bei der
Organisation des betriebsärztlichen Dienstes zweifelhaft geworden.
Während der Betriebsrat nach § 9 Abs. 3 ASiG nur vor Verpflichtung
eines freiberuflich tätigen Arztes oder eines überbetrieblichen Dienstes zu <u>hören</u> ist, besitzt er nach § 87 Abs. 1 Nr. 7 BetrVG für Regelungen über den Gesundheitsschutz ein echtes Mitbestimmungsrecht. Das
Bundesarbeitsgericht hat kürzlich in einer Entscheidung festgelegt, daß
der Betriebsrat bei der Auswahl der drei Gestaltungsformen mitzubestimmen hat[4]. Da die etwa 7o überbetrieblichen betriebsärztlichen
Zentren tendenziell einen höheren Automationsgrad aufweisen dürften,
kann der Betriebsrat somit indirekt computergestützte Informationssysteme fördern oder ablehnen.

Auch auf andere Weise bestehen Einwirkungsmöglichkeiten des Betriebsrats:
- bei der Planung von technischen Anlagen, wozu auch arbeitsmedizinische Informationssysteme zählen, ist der Betriebsrat rechtzeitig zu
  unterrichten und kann mitberaten (§ 9o S. 1 BetrVG)
- Fragebögen, Checklisten und sonstige Routinen des Betriebsarztes
  sind als Personalfragebögen anzusehen und unterliegen der Zustimmung
  des Betriebsrats (§ 94 Abs. 1 S. 1 BetrVG)
- schließlich bestehen Mitbestimmungsrechte bei Versetzungen, die der
  Arbeitgeber beispielsweise aufgrund von arbeitsmedizinischen Eignungsaussagen vornimmt (§ 99 Abs. 1 S. 1 BetrVG).

Diese Rechte können weitreichende Eingriffe in den Funktionsbereich
des Betriebsarztes mit sich bringen. Bisher sind allerdings nur wenige
Konflikte entstanden. Der Grund dürfte jedoch eher in den mangelhaften
Kenntnissen der Betriebsräte und Gewerkschaften über die Relevanz automatisierter Systeme zu sehen sein.

Dies zeigt sich insbesondere bei dem Problem, ob eine Verkoppelung des arbeitsmedizinischen Teilsystems mit dem Personalinformationssystem des Unternehmens zulässig ist. Zahlreiche Systeme in der Praxis weisen entsprechende hardware- und softwaremäßige Schnittstellen auf. Soweit hierdurch Zugriffsmöglichkeiten des Arbeitgebers oder von Personalsachbearbeitern auf Antworten auf Befragungen des Betriebsarztes, Labortests oder sonstige Befunde eröffnet werden, halte ich diese Organisation für rechtlich höchst bedenklich. Der Betriebsrat hätte hier die wichtige Funktion, auf eine Trennung der Informationssysteme im Rahmen von § 9o Ziff. 2 BetrVG hinzuwirken.

Selbstverständlich sollte dies auch der Betriebsarzt von sich aus durchzusetzen versuchen. Wie soll er sonst sein Arztgeheimnis wahren und vor strafrechtlichen Sanktionen nach § 2o3 StGB bewahrt werden können? Das Arztgeheimnis gilt auch für den Betriebsarzt, denn er hat nach § 8 Abs. 1 Nr. 2 ASiG die Regeln der ärztlichen Schweigepflicht zu beachten. Ob sich ein Betriebsarzt gegen Integrationspläne der betrieblichen Teilinformationssysteme stets wirksam durchzusetzen vermag, wage ich zu bezweifeln. Immerhin kennt das Arbeitssicherheitsgesetz für den Betriebsarzt die konfliktsträchtige Konstruktion, wonach er als Arzt Angestellter des Unternehmens ist (§ 8 ASiG) und damit Loyalitätspflichten zu erfüllen hat.

Relevant wird diese Doppelrolle vor allem bei Auskünften, die der Betriebsarzt dem Unternehmen geben muß. Anders als ein sonstiger Arzt hat der Betriebsarzt Privatpersonen das Ergebnis der arbeitsmedizinischen Untersuchungen mitzuteilen (§ 3 Abs. 2 ASiG). Dies wird rechtlich aus der Beratungsfunktion des Betriebsarztes gegenüber dem Arbeitgeber abgeleitet, die im Interesse der Arbeitnehmer besteht.

In der Praxis vollzieht sich diese Auskunft höchst unterschiedlich. Zwar hat sich die Trennung zwischen Befunddaten, die beim Betriebsarzt bleiben, und Ergebnisdaten, die weitergegeben werden, weitgehend durchgesetzt. Die Modalitäten konkreter Auskunftsverfahren halte ich allerdings in verschiedenen Fällen für einen Verstoß gegen die ärztliche Schweigepflicht. Dies gilt insbesondere dann, wenn aufgrund eines bestehenden Arbeitsplatzinformationssystems des Unternehmens vom Betriebsarzt Aussagen über die Eignung eines Arbeitnehmers für eine Vielzahl von Arbeitsplätzen erwartet werden. Da die gesundheitlichen Anforderungen auf verschiedenen Arbeitsplätzen weit streuen können (z.B. Gehör, Augen, Muskulatur, Reaktionsgeschwindigkeit eines Arbeitnehmers), ergibt sich auf dem Weg über die Eignungsaussagen zugleich sein Krankheitsbild. Darüber hinaus gelangen die Eignungsaussagen regelmäßig in das Personalinformationssystem des Unternehmens und werden dort selten von den sonstigen Personaldaten getrennt. Damit haben die Sachbearbeiter in der Personalabteilung oft Zugang zu den arbeitsmedizinischen Eignungsaussagen. Ob die Verwendung insbesondere negativer Eignungsaussagen stets zugunsten des Arbeitnehmers erfolgt, entzieht sich der Kenntnis des Betriebsarztes. Ich halte es für erwägenswert, den Inhalt der Auskunft des Betriebsarztes präziser zu definieren. Andernfalls verschwimmen die Grenzen der ärztlichen Schweigepflicht. Um dem Betriebsarzt die ihm zustehende Kontrolle der Befund- und Diagnosedaten zu reservieren, ist es ferner erforderlich, das betriebsärztliche Informationssystem von dem Personalinformationssystem des Unternehmens "abzuschotten"[5]. Datensicherungsmaßnahmen, wie beispielsweise Zugriffskontrollen innerhalb eines integrierten Systems, erscheinen nicht ausreichend. Zumindest für die Mitarbeiter der betrieblichen Datenverarbeitung wäre es nämlich leicht, vom Inhalt des arbeitsmedizinischen Datenbanksegments Kenntnis zu erlangen.

II. <u>Verhältnis Betriebsarzt - Arbeitnehmer</u>

1. Es unterliegt keinem Zweifel, daß zwischen Betriebsarzt und Arbeitnehmer eine Vertrauensbeziehung wie bei anderen Arzt - Patientenverhältnissen besteht. Vielen Vorsorgeuntersuchungen unterziehen sich die Arbeitnehmer freiwillig. Deshalb ist es nur konsequent, den Arbeitnehmern die Verfügungsbefugnis über Befund- und Diagnosedaten zuzubilligen, da sie Bestandteil seiner Persönlichkeit sind. Dies führt zu der Frage, ob der Arbeitnehmer in die Weitergabe der Eignungsaussagen an den Arbeitgeber <u>einwilligen</u> muß. Die Pflicht zur Mitteilung von Untersuchungsergebnissen berührt nämlich nur die <u>Außenbeziehung</u> Betriebsarzt - Unternehmen. Diese Weitergabepflicht ist vergleichbar der Pflicht anderer Ärzte, Patientendaten zur Leistungsabrechnung an die Krankenversicherung zu geben. Dies schließt jedoch ein Verbot der Weitergabe im <u>Innenverhältnis</u> Arzt - Patient nicht aus. Auch ein in der gesetzlichen Krankenversicherung Versicherter kann durchaus auf Leistungsansprüche verzichten und privat abrechnen. Darin zeigt sich, daß die Weitergabe von Patientendaten nach außen letztlich vom Konsens im Innenverhältnis Arzt - Patient abhängt.

In der Fachliteratur wird die Meinung vertreten, daß ein Arbeitnehmer,
der sich einer betriebsärztlichen Untersuchung stellt, "konkludent",
also durch sein schlüssiges Verhalten, bereits in die Weitergabe der
Ergebnisse an den Arbeitnehmer einwilligt[6]. Dies halte ich aus mehreren Gründen für bedenklich: Bei Einstellungsuntersuchungen muß der Bewerber jederzeit die Möglichkeit haben, seine Bewerbung zurückzuziehen,
ohne daß der Arbeitgeber über seinen Gesundheitszustand informiert
wird. Da in konzernverbundenen Unternehmen oft eine zentrale Personal-
datenverarbeitung für alle Tochterunternehmen besteht, wären die Eignungsaussagen beispielsweise bei jeder anderen Bewerbung innerhalb
des Konzerns präsent. Ferner kann in der Zustimmung zu einer freiwilligen Untersuchung nicht stets die Zustimmung zur Weitergabe des Ergebnisses der freiwilligen Untersuchung gesehen werden. Viele Arbeitnehmer sind sich bewußt, daß eingeschränkte arbeitsmedizinische Eignungen
eine eingeschränkte Einsatzmöglichkeit im Unternehmen und ein höheres
Kündigungsrisiko bedeuten. Deshalb sollte dem Arbeitnehmer die Entschei-
dungskompetenz über die Weitergabe seiner Eignungsaussagen zugebilligt
werden. Die Beratungs- und Unterstützungsfunktion des Betriebsarztes
gegenüber dem Unternehmen muß dann zurücktreten, wenn der Arbeitnehmer
eine Weitergabe von Ergebnissen untersagt. Sollte der Arbeitgeber

in Unkenntnis von Eignungseinschränkungen gegen Beschäftigungsverbots-
vorschriften verstoßen, so entfällt allerdings die Schadenersatzpflicht,
die sonst bestünde. Das Risiko von Gesundheitsschäden trägt dann der
Arbeitnehmer selbst. Das Erfordernis der Einwilligung in die Weitergabe
medizinischer Daten entspricht sowohl der Berufsordnung der Ärzte von
1978[7] als auch den Prinzipien der Datenschutzgesetze[8] als auch einer
Empfehlung des Europäischen Parlaments von 1979[9]. Lediglich unter
dem Gesichtspunkt des rechtfertigenden Notstandes (§ 34 StGB) könnten
engbegrenzte Ausnahmen von diesem Grundsatz in Betracht kommen.

2. Die Einwilligung des Arbeitnehmers erübrigt sich nicht etwa durch
eine Behandlung des betriebsärztlichen Informationssystems als Teil
der "Personalakte".

In der Fachliteratur besteht aufgrund einer Verweisung im Bundesdatenschutzgesetz (§ 45 S. 1 Ziff. 5) die einhellige Meinung, daß Personaldatenbanken als "Personalakten" im Sinne des Betriebsverfassungsrechts
zu betrachten sind. Funktionell erfüllen sie nämlich den gleichen
Zweck. Betriebsärztliche Informationssysteme enthalten personenbezogene,
zum Teil auch arbeitsplatzbezogene medizinische Daten. Durch die orga-

nisatorische Verbindung des betriebsärztlichen Informationssystems zu
einem Unternehmen wird die betriebsärztliche Datenbank jedoch keine
Personaldatenbank des Unternehmens. Das Eigentum des Unternehmens
an den Maschinen, Datenträgern und Verarbeitungsprogrammen legitimiert
noch nicht den Zugriff auf arbeitsmedizinische Daten. Die Daten unterliegen vielmehr der Verfügungsbefugnis des Arztes aufgrund des rechtlich stärker abgesicherten Arztgeheimnisses sowie der Verfügungsbefugnis des Arbeitnehmers aufgrund seines informationellen Selbstbe-
stimmungsrechts. Dieses ist als Teil des Arbeitnehmerpersönlichkeits-
rechts (§ 75 BetrVG) zu betrachten.

Im Ergebnis, nicht in der Argumentation, stimmt meine Auffassung mit
einer neueren Entscheidung des Landesarbeitsgerichts Bremen[10] überein.
Danach lassen sich Gesundheitsakten des Betriebsarztes nicht als Personalakten des Unternehmens qualifizieren. Gesundheitsakten können vom
Arbeitgeber deshalb nur eingesehen werden, wenn der betroffene Arbeitnehmer einwilligt. Ihr Inhalt kann vom Betriebsarzt nur dann weitergegeben werden, wenn der Arbeitnehmer zustimmt.

3. Im Verhältnis Betriebsarzt - Arbeitnehmer ist ferner die Frage interessant, ob der Arbeitnehmer selbst Informationen aus dem betriebsärztlichen Informationssystem verlangen kann. Dabei geht es nicht um
die betriebsverfassungsrechtlich verankerte Befugnis, Einsicht in Personalakten nehmen zu dürfen (§ 83 BetrVG). Vielmehr handelt es sich
um ein Recht aus der Beziehung Betriebsarzt - Arbeitnehmer.

Da es hierfür keine Spezialvorschriften gibt, gelten die allgemeinen
Vorschriften des Bundesdatenschutzgesetzes (BDSG). Nach § 26 Abs. 2
S. 1 BDSG kann der Betroffene Auskunft über die zu seiner Person ge-
speicherten Daten verlangen. Betriebsärztliche Daten müssen nicht
"ihrem Wesen nach" geheimgehalten werden (§ 26 Abs. 4 Nr. 3 BDSG).
Deshalb darf ein Arbeitnehmer in aller Regel auf einer schriftlichen
Auskunft bestehen (§ 26 Abs. 2 S. 4 BDSG).

4. Eine wichtige Neuerung des Bundesdatenschutzgesetzes wird in der
Praxis meist noch übersehen: Nach § 27 Abs. 3 S. 3 sind Daten über
gesundheitliche Verhältnisse zu löschen, wenn ihre Richtigkeit von
der speichernden Stelle nicht bewiesen werden kann. Behauptet also

ein Arbeitnehmer, ein Befund oder eine Eignungsaussage sei falsch und
kann der Betriebsarzt nicht das Gegenteil beweisen, müssen die Daten
gelöscht, also unkenntlich gemacht werden (§ 2 Abs. 2 Nr. 4 BDSG).
Eine systematische Aktualisierung des Datenbestandes und eine Markierung des Geltungszeitraums scheint mir deshalb für die Funktionsfähig-
keit des betriebsärztlichen Informationssystems unerläßlich zu sein.

III. Verhältnis Betriebsarzt - Sozialversicherungsträger

Zahlreiche Informationsflüsse mit arbeitsmedizinischen Daten bestehen
zu den Sozialversicherungsträgern hin. Der Automationsgrad nimmt hier
rapide zu. Die rund 8oo Betriebskrankenkassen in der Bundesrepublik
sowie die Berufsgenossenschaften verfügen meist über gutfunktionieren-
de Systeme[11]. Dieser Bereich ist durch detaillierte Rechtsvorschriften
ausgestaltet. Die Steuerungsmöglichkeiten sowohl des Betriebsarztes
als auch des betroffenen Arbeitnehmers für die entsprechenden Daten-
flüsse nehmen tendenziell ab. Man wird gut beobachten müssen, ob es
nicht durch die bevorstehenden Änderungen zu § 35 SGB I und des Ver-
waltungsverfahrensrechts zu einer Aushöhlung auch des Betriebsarztge-
heimnisses im tertiären (staatlichen) Bereich kommt. Die in den Bun-
destagsfraktionen umlaufenden Gesetzesentwürfe scheinen mir im Hinblick auf die zahlreichen Übermittlungspflichten sehr weit zu gehen.

Insgesamt läßt sich sagen, daß der heutige Ausbaustand betriebsärztlicher Informationssysteme in Großunternehmen der technologischen
Entwicklung entspricht. Zu wenig Aufmerksamkeit wird allerdings in
zahlreichen Unternehmen dem notwendigen besonderen Schutz arbeitsmedizinischer Daten geschenkt. Vor allem die organisatorische Verkoppelung mit Personalinformationssystemen sowie die Form der Eignungsaussagen erscheinen sehr problematisch.

Für künftige Planungen wäre zu empfehlen:
- eine bessere personelle Ausstattung der betriebsärztlichen Dienste
- die Abschottung arbeitsmedizinischer Datenbanken von betrieblichen
  Informationssystemen
- der Ausbau betriebsärztlicher Dokumentationssysteme zu arbeits-
  platzintegrierenden Analysesystemen
- die Erweiterung der Betriebsarztfunktionen in Richtung auf unter-
  nehmensbezogene Prophylaxe und arbeitsmedizinische Forschung.

FUSSNOTEN

1) Fred Eggeling/Erich Wende, Modell eines werksärztlichen Informationssystems, Teil 1 und 2, Hannover 1973 (Schriftenreihe: "Dokumentation für Arbeitsmedizin").

2) Handelsblatt v. 24.7.1979; Stuttgarter Zeitung v. 2o.7.1979;
   Frankfurter Allgemeine Zeitung v. 16.7.1979; Stuttgarter Nachrich-
   ten v. 11.7.1979; Frankfurter Allgemeine Zeitung v. 1o.7.1979.

3) Gesetz über Betriebsärzte, Sicherheitsingenieure und andere Fachkräfte für Arbeitssicherheit vom 12. Dezember 1973 (ASiG).

4) BAG v. 1o.4.1979 NJW 1979, S. 2362 = DB 1979, S. 1995.

5) Vgl. Wilhelm Steinmüller/Leonhard Ermer/Wolfgang Schimmel, Datenschutz bei riskanten Systemen, Berlin/Heidelberg/New York 1978.

6) Willi Eiermann, Die Schweigepflicht des Betriebsarztes bei arbeitsmedizinischen Untersuchungen nach dem Arbeitssicherheitsgesetz,
   in: BB 198o, S. 214 (215); Werner S. Kierski, Zur Frage der Schweigepflicht des Betriebsarztes, in: BB 1976, S. 842; Walter Wegener,
   Der Betriebsarzt. Eine Untersuchung über seine Funktion und Stellung im Gesundheitswesen, Diss. Köln 1979, S. 1o5.

7) Musterberufsordnung - MuBO - beschlossen vom 79. Dt. Ärztetag 1976,
   veröff. in DÄBl 1976, S. 1543, geänd. durch den 8o. Dt. Ärztetag
   1977.

8) Vgl. § 3 Nr. 2 BDSG sowie die Datenschutz- und Krankenhausgesetze
   der Länder.

9) Bundestags-Drucksache 8/2928 v. 1.6.1979 unter I 7.

1o) Urt. v. 4.3.1977 BB 1977, S. 648.

11) Vgl. Robert Jenisch, Datenverarbeitung im arbeitsmedizinischen
    Dienst, dargestellt am Modell der Bauberufsgenossenschaft, in:
    Internationale Vereinigung für soziale Sicherheit (Hrsg.), Zweites
    Internationales Kolloquium über Datenverarbeitung in der Sozialen
    Sicherheit, Genf/Berlin 1978, S. 2o7-215; Erster Tätigkeitsbericht
    des Bundesbeauftragten für den Datenschutz, BT-Dr. 8/246o, S. 33.

<u>INFORMATION UND DOKUMENTATION DER ARBEITSMEDIZINISCHEN</u>
<u>FORSCHUNG UND DES ARBEITSMEDIZINISCHEN WISSENS</u>

O. NACKE, H. LANGE, W. GERDEL
Institut für Dokumentation und Information über Sozialmedizin
und öffentliches Gesundheitswesen (idis), Bielefeld

1.   <u>Prinzipien eines umfassenden arbeitsmedizinischen</u>
      <u>Informations- und Dokumentationssystems</u>

Information und Dokumentation beschäftigen sich bis in die letzten
Jahre hinein fast ausschließlich mit der Dokumentation von Literatur-
hinweisen (bibliographische Dokumentation). Sie haben sich dabei an
dem Angebot orientiert, das treffend als 'Literaturflut' charakteri-
siert worden ist. Untersuchungen jüngeren Datums (1) haben gezeigt,
daß der Endbenutzer von Informationen, insbesondere wenn er nicht
hauptsächlich in der Forschung tätig ist, sondern in der praktischen
Anwendung, einen weitergehenden Informationsbedarf hat. Die Prinzipien
eines umfassenden Informations- und Dokumentationssystems für die Arbeitsmedizin sind von uns bereits zu einem früheren Zeitpunkt einge-
hend dargestellt worden (2). Dabei haben wir deutlich gemacht, daß
außer Literaturnachweisen noch Daten, Adressen von Personen und Institutionen, Gesetze und Regeln, Forschungsprojekte, interne Texte und
audiovisuelle Medien als weitere Informationsformen in dem System enthalten sein müssen.

2.   <u>Stand der Arbeiten zum Aufbau eines umfassenden</u>
      <u>arbeitsmedizinischen Information- und Dokumentationssystems</u>

Über den Stand der Realisierung eines solchen Informationssystems
haben wir zwischenzeitlich berichtet (3).

-     Zur Literatur:
Aufgrund von Untersuchungen der Schrifttumsstruktur (4) sowie der Analyse von 'Question Records' (5, 6) wurde ein arbeitsmedizinischer Li-

teraturspeicher ausgebaut, der die arbeitsmedizinische Literatur der
letzten 5 Jahre annähernd lückenlos nachweist, der für die zurücklie-
genden 1o Jahre zu thematischen Schwerpunkten ergänzt wurde und der
zur Zeit 4o.ooo Dokumentationseinheiten enthält. Über die Erfassung
und den Nachweis der Originalliteratur im Volltext sind technische Lö-
sungswege aufgezeigt und die urheberrechtlichen Fragen analysiert
worden.

-     Zur Dokumentation:
Möglichkeiten zur Dokumentation von Sachverhalten (Ursache-Wirkung-Be-
ziehungen, Indikations-Maßnahmen-Beziehungen) sind aufgezeigt und beispielhaft in Form einer Noxen-Dokumentation (7) dargestellt. Hierher
gehören auch Versuche zur formalen Generierung von Reviews (8).

-     Zur Dokumentation der Adressen von Personen und Institutionen:
Adressen sind Ausgangsmaterial für die Durchführung von Umfragen und
Erhebungen (9). Eine Adressendokumentation wird der Arbeitsmediziner
zum Beispiel konsultieren, wenn er eine geeignete Rehabilitations-
stätte sucht. Von besonderer Bedeutung ist jedoch die Erfassung und
der Nachweis des Expertenwissens, das bei bereits erfahrenen Arbeits-
medizinern vorliegt und das - wie in einem relativ jungen Fachgebiet
zu erwarten - noch nicht oder noch nicht genügend in der Literatur
seinen Niederschlag gefunden hat. Der Verband deutscher Werksärzte hat
den Grundstock zu einer arbeitsmedizinischen Expertendokumentation gelegt. Diese Arbeiten haben wir fortgeführt und mit der Förderung der
KEG auf die Länder der Europäischen Gemeinschaften ausgedehnt. Es sind
jetzt 3.3oo Personen erfaßt.

-     Zur Dokumentation des Rechts und der Regeln:
Grundprinzipien der technischen und organisatorischen Bewältigung der
Erfassung und des Änderungsdienstes sind entwickelt worden.

-     Zur Dokumentation von Forschungsprojekten:
Seit nunmehr 12 Jahren erfaßt das idis im Rahmen seiner Forschungsdokumentation für die Sozialmedizin auch die arbeitsmedizinischen Forschungsprojekte. Gefördert durch ein Projekt der Kommission der Europäischen Gemeinschaften ist die arbeitsmedizinische Forschungsdokumentation auf die Länder der Europäischen Gemeinschaften ausgeweitet worden. Der Speicher enthält zur Zeit die Angaben über 1.3oo Forschungsprojekte (1o).

-    Zur Dokumentation interner Texte:

Die Notwendigkeit der Dokumentation interner Texte ergibt sich aus dem
Auftreten vermeidbarer Fehler und Pannen, wie sie bei Nichtbeachtung
interner Festlegungen auftreten (11). Es existiert jedoch bisher kein
verallgemeinerungsfähiges Verfahren für die Dokumentation solcher
Texte.

-    Zur Dokumentation audiovisueller Medien:

Die Einbeziehung audiovisueller Informationsmittel in ein arbeitsmedizinisches Informationssystem ist vorbereitet und modellhaft demon-
striert worden. Mit dem Gegensatz der Dokumentation betriebsärztlicher
Vorgänge haben wir uns nicht beschäftigt. Das haben andere getan, wie
die Beiträge dieser Tagung zeigen. Beide Bereiche - die Dokumentation
betriebsärztlicher Vorgänge sowie die Dokumentation der Literatur, Gesetze, Forschungsprojekte, Experten - würden sich zu einem umfassenden
Informationssystem für den Betriebsarzt ergänzen.

Der Zugriff durch den Benutzer ist über zwei Wege möglich: der indi-
rekte Weg über eine Informationsvermittlungsstelle, die auf Anfrage zu
konkreten Fragen individuelle Recherchen anstellt, und der direkte Weg,
indem am Arbeitsplatz des Benutzers, des Betriebsarztes, die Speicher
in handlicher Form zur jederzeitigen Abfrage bereitstehen. Die ideale
Form der Speicherung ist diejenige auf elektronischem Datenträger.
Diese ist jedoch nicht realisierbar für Originalliteratur und audiovisuelle Lehr- und Informationsmittel und nur im begrenzten Maße für
Rechte und Regeln sowie für interne Texte. Die geeignete Form der Präsentation ist diejenige auf Mikrofiche. Dies ist ein attraktives Verfahren für die unmittelbare Benutzung am Arbeitsplatz. Ein Mikrofiche
ist ein Film in der Größe einer Postkarte. Er erfaßt alle optisch
wahrnehmbaren Elemente, schwarz-weiß oder farbig. Die verbreitetste
Verkleinerung ist 1:42. Dieser Verkleinerungsgrad ermöglicht die Speicherung von 2oo Schreibmaschinenseiten auf einem Mikrofiche. Der Mikrofiche eignet sich zur Aufnahme sowohl maschinenlesbarer Daten über
COM (Computer-Output-Mikrofiche) als auch optisch lesbarer Informationen wie verfilmte Zeitschriften, Gesetzestexte, Tonbildschauen und
Lehrprogramme. Ein Mikrofiche kostet als Kopie o,16 DM und damit weniger als 1/2o der Papierkosten für 2oo Druckseiten. Die Wiedergabe
erfolgt über Mikrofiche-Lesegeräte. Funktionstüchtige Geräte gibt es
ab DM 3oo,--. Es gibt Mikrofiche-Lesegeräte mit einer Bedienungstasta-
tur, die für das Retrieval geeignet sind. Eine Steuerung des Mikro-

fiche-Retrieval über einen vorgeschalteten Minicomputer ist nach Angabe eines Herstellers in Testung.

Die Bereitstellung der vorhandenen Speicher als Datenbanken mit der Möglichkeit, über ein Terminal zuzugreifen, ist beim Deutschen Institut für medizinische Dokumentation und Information geplant.

3. Methodik der Erhebung und Verarbeitung von Angaben
    zu arbeitsmedizinischen Experten und Projekten

Im folgenden werden wir uns mit einigen Aspekten der Methodik und der Ergebnisse der Information und Dokumentation der arbeitsmedizinischen Forschung (der Forschungsprojekte) und des arbeitsmedizinischen Wissens (des Expertenwissens) beschäftigen.

Ermittelt werden diese Informationen per Umfrage. Hierbei muß es gelingen, einen hohen Rücklauf zu erzielen. Erfolgsbestimmend sind
-    die Vollständigkeit und die Relevanz der Adressensammlung
-    die geeignete Gestaltung des Erhebungsinstruments und
-    die Motivation der Befragten.

Dem Erfolg nähert man sich durch Iteration. Durch widerholte Erhebungen und durch aufgrund der Erfahrungen durchgeführte Änderungen erhält man schließlich einen befriedigenden Rücklauf (Abb. 1). Sie sehen gegenübergestellt Zahlen der Aussendungen und Meldungen. Zuerst wurden über 6.000 Adressen angeschrieben bei nur gut 1oo Meldungen. Schließlich pendelte sich die Aussendung bei 1.5oo ein und die Meldungen stiegen auf gegen 9oo an (Beispiel aus der Forschungsdokumentation Sozialmedizin).

Am Ende des Dokumentationsprozesses, der die formale Erfassung, die inhaltliche Erschließung, die Datenerfassung, die Datenverarbeitung und Speicherung beinhaltet, steht die Ausgabe auf Mikrofiche zur Benutzung durch den Informationssuchenden. Die Ausgabe besteht aus zwei Teilen: dem Nachweisteil und dem Registerteil. Der Nachweis der Forschungsprojekte enthält alle Informationen zu dem Forschungprojekt: den Sachtitel, die Bearbeiter, die Institution, den Bearbeitungsstand, die Kurzbeschreibung mit inhaltlichen und methodischen Angaben über das Projekt.

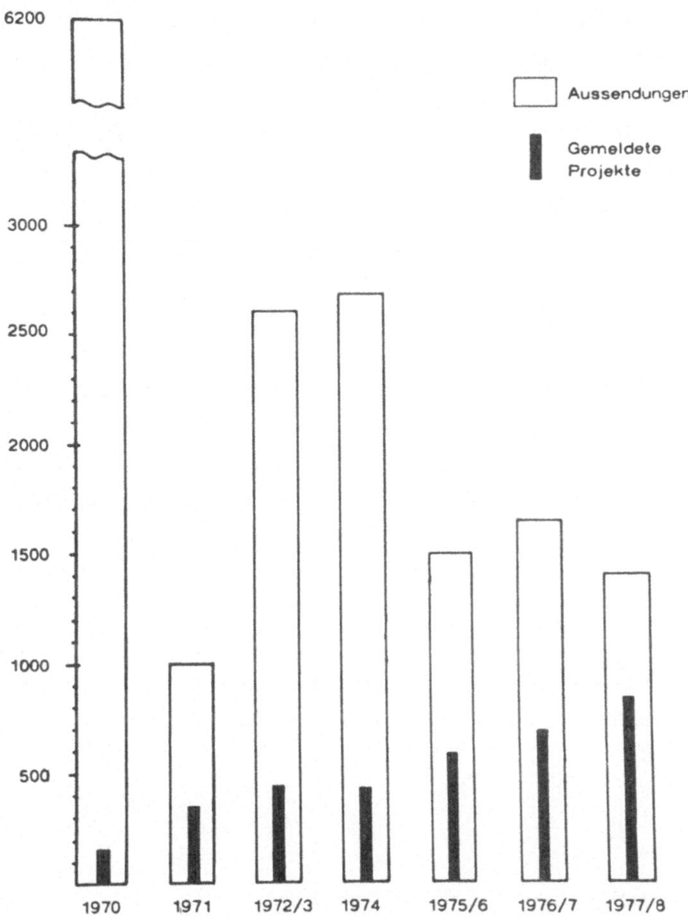

Abb. 1 :   Aussendungen und gemeldete Projekte
bei der idis-Forschungsdokumentation

Der Nachweis des Expertenwissens erfolgt in zwei Teilen. Einerseits wird in Form eines Adressbuches die textliche Information vermittelt, andererseits werden in Form einer Tabelle die formatierten Angaben über Fachgebiet, Wissensschwerpunkte und Branchenzugehörigkeit dargeboten, letztere hier in codierter Form.

Der Registerteil umfaßt ein Namensregister, welches auf die Angaben in den Nachweisteilen verweist. Das Sachregister führt Deskriptorenketten auf. Jeder Deskriptor rückt einmal an die erste Stelle der Deskriptorenkette. So kann eine Zielinformation über jeden zugehörigen Deskriptor aufgefunden werden. Ein solches Register ist sehr umfangreich. Bei einem gedruckten Dienst müßte man sich pro Dokumentationseinheit auf maximal vier Registerdeskriptoren beschränken. Nur die Präsentation über Mikrofiche macht die vollständige Wiedergabe ohne Informationsverlust möglich.

Außer dem Nachweis relevanter Zielinformationen aufgrund gezielter Suchfragen gestatten die Dateien der arbeitsmedizinischen Forschung und des arbeitsmedizinischen Wissens die quantitative Auswertung. An dieser Information sind weniger die Betriebsärzte interessiert als die Stellen der Forschungsförderung, der Forschungsplanung und der Forschungspolitik (12). Die Möglichkeit der quantitativen Wissenschaftsforschung, der Scientometrie, sowie das Bedürfnis zur Kenntnisnahme ihrer Ergebnisse sind seit längerem vor allem in der Sowjetunion (13) und in den USA (14) bekannt. Erst seit neuerem beschäftigt man sich mit diesen Gegenständen auch bei uns, und wir haben selbst einige Beiträge dazu geleistet (15).

4. Ergebnisse der Auswertung von Angaben
    zu arbeitsmedizinischen Experten

Im folgenden möchten wir Ihnen einige erste Ergebnisse aus der Auswertung arbeitsmedizinischer Forschungsprojekte und des arbeitsmedizinischen Expertenwissens mitteilen. Informationsbasis sind die Angaben, die wir aus 1.255 von 2.45o ermittelten Einrichtungen in den Ländern der europäischen Gemeinschaften erhalten konnten. 1.241 Forschungsprojekte wurden ausgewertet, an denen 3.367 Personen beteiligt sind. 87o Personen haben Angaben zur Expertendokumentation gemacht.

Der arbeitsmedizinische Experte ist im Durchschnitt 47 Jahre alt
(Abb. 2). Je ein Viertel der Experten sind zwischen 3o und 4o Jahre
bzw. zwischen 4o und 5o Jahre alt, aber ein Drittel ist zwischen 5o
und 6o Jahre alt.

Abb. 2: Geburtsjahr der Forscher/Experten (N=851, $\overline{x}$=1932,5)

Fast die Hälfte der arbeitsmedizinischen Experten sind 1o Jahre und
weniger in der Arbeitsmedizin tätig (Abb. 3). Diese Zahl in Verbindung
mit den Angaben zum Geburtsjahr macht deutlich, daß die Arbeitsmedizin
viele der in ihr Tätigen eine Zweitstation auf ihrem Berufsweg ist.

Abb. 3: Berufstätig in der Arbeitsmedizin seit ... (N=785, $\overline{x}$=1966,3)

45 % der arbeitsmedizinischen Experten sind nicht oder noch nicht
durch arbeitsmedizinische Publikationen hervorgetreten (Abb. 4). Dies
kann als ein Hinweis auf die hier verborgenen Erfahrungsschätze gewer-
tet werden und unterstreicht die Berechtigung und Notwendigkeit einer
Expertendokumentation.

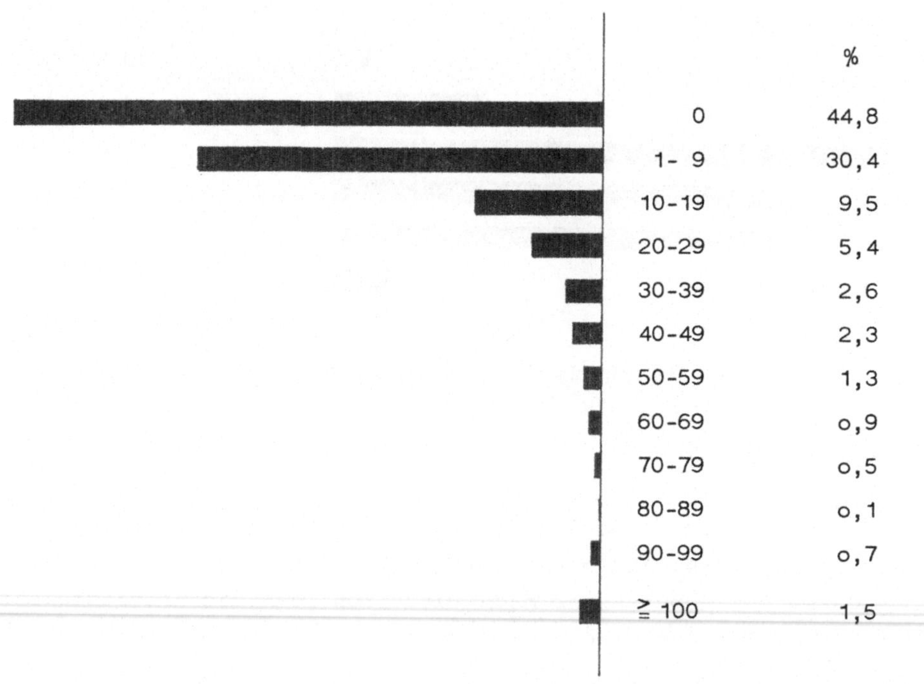

Abb. 4: Arbeitsmedizinische Publikationen insgesamt (N = 846, $\overline{x}$ = 7,5)

18 % geben die Arbeitsmedizin nicht als Fachgebiet an (Abb. 5). Hier
handelt es sich um Experten, die in medizinischen oder nichtmedizini-
schen Überschneidungsbereichen der Arbeitsmedizin tätig sind. Auf jeden Experten entfallen im Durchschnitt 2,4 Fachgebietsangaben.

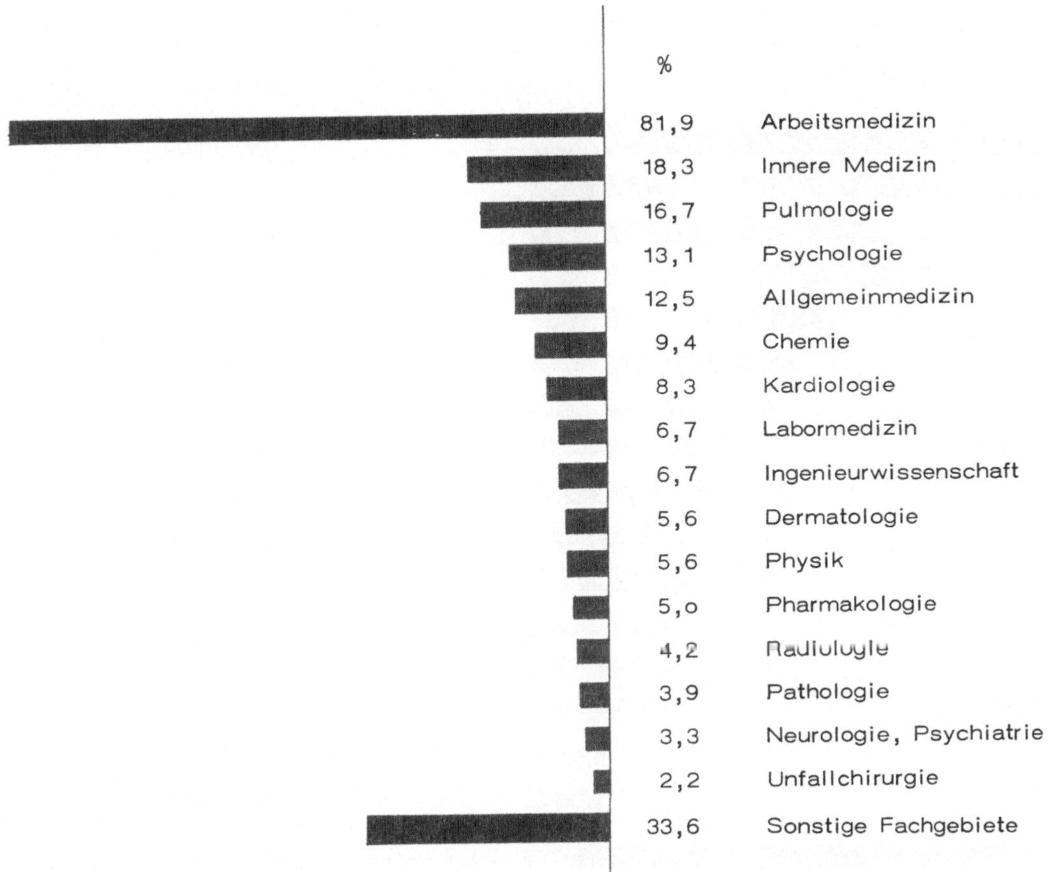

Abb. 5: Fachgebiet (869 Nennungen von 360 Experten; auf jeden Experten
entfallen im Durchschnitt 2,4 Fachgebiets-Angaben)

Die häufigsten Branchenkenntnisse der arbeitsmedizinischen Experten
(Abb. 6) sind der öffentliche Dienst, die chemische Industrie, Hoch-
und Tiefbau sowie Bergbau und Abbau. Durchschnittlich hat jeder Experte Erfahrungen in 2,o Branchengruppen.

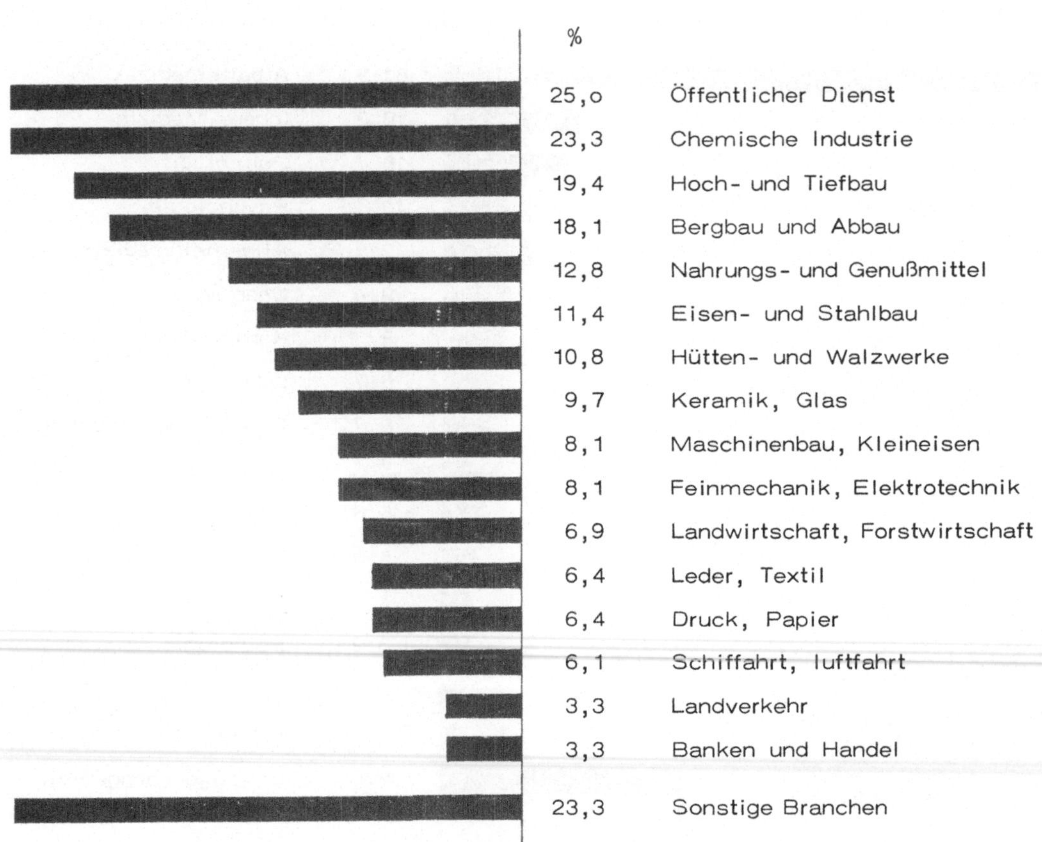

Abb. 6:   Branchen (717 Angaben von 360 Experten. Durchschnittlich hat jeder
Experte Erfahrungen in 2,o Branchengruppen.)

5. <u>Ergebnisse der Auswertung von Angaben</u>
   <u>zu arbeitsmedizinischen Projekten</u>

Nun zu den Projekten.
Zwei Drittel von ihnen beschäftigen sich mit Krankheiten (Tab. 1), die
übrigen behandeln demgemäß die Arbeitsbedingungen oder Organisation
bzw. Technik der Arbeitsmedizin. Neben denjenigen Projekten, die sich
allgemein mit Krankheiten oder Schäden beschäftigen, sind mit Abstand
am häufigsten die Projekte aus der Themengruppe Lungen- und Bronchial-
krankheiten.

Tabelle 1: Nosologische Aspekte der Projekte
           (N = 791 Projekte mit Bezug zu Krankheiten
           von 1132 Projekten insgesamt)

	%
Krankheiten allg., Schäden allg.	24,4
Lungen- u. Bronchialkrankheiten	16,3
Geschwulstkrankheiten	5,7
Herz- u. Kreislaufkrankheiten	5,1
Hautkrankheiten	4,9
Neurologische Krankheiten	4,4
Mehrere verschiedene Organe betreffend	3,0
Krankh. des Stütz- u. Bewegungsapparates	2,9
Sonstiges	33,2

4o % der arbeitsmedizinischen Projekte sind Grundlagenforschung (phy-
siologische Studie, Experiment) (Tab. 2). 34 % der Projekte setzen
sich mit schädigenden Agentien in Umwelt und Arbeitsumwelt auseinan-
der (Belastungsstudie). Die für die Ursachenforschung so wichtige
Längsschnittstudie ist - ohne Frage wegen ihres Aufwandes - relativ
selten. Ebenfalls selten ist die Maßnahmenbeurteilung, diese wahrscheinlich wegen ihrer methodischen Schwierigkeit.

Tabelle 2: Typ der Studie (N = 971 Projekte, Mehrfachangaben)

	Prozent
Physiologische Studie, Experiment	40,3
Umwelt-, Arbeitsplatzbelastungsstudie	34,4
Querschnittsstudie	30,2
Klinische Studie, Kasuistik	21,3
Theoretische Studie	16,1
Methodenentwicklung	15,6
Längsschnittsstudie	15,0
Therapie-/Maßnahmenbeurteilung	7,9
Sonst.	6,9

45 % der Projekte werden auf Kosten der Institutionen durchgeführt
(Tab. 3). 12 % werden von den Forschungspersonen finanziert, hierbei
dürfte es sich um Dissertationen, Diplomarbeiten und Habilitationen
handeln. Die Wirtschaft ist offenbar nicht oder noch nicht bereit, neben der Finanzierung des Betriebs der arbeitsmedizinischen Dienste
einen größeren Beitrag zu seiner Weiterentwicklung durch Forschung zu
leisten. Auch von der Sozialversicherung, die ja die Kosten der Unfälle und Berufskrankheiten zu tragen hat, würde man einen größeren For-
schungsbeitrag erwarten (hier ist jedoch zu berücksichtigen, daß die
Prozentangaben sich auf die Zahl der Projekte, nicht auf deren Finanz-
volumen beziehen).

Nur bei einem Viertel der Projekte sind Angaben zu ihrem Aufwand gemacht worden (Tab. 4). Hier ist in der ersten Zeile angegeben, wieviel
Prozent der Projekte den Einsatz von einem Wissenschaftlerarbeitsjahr
oder weniger erforderten.

Tabelle 3: Kostenträger
(N = 621 Projekte, Mehrfachangaben)

	Prozent
Forschende Institution	45,2
Regierung	21,3
DFG/Research Council	14,3
Wirtschaft	13,8
Forschende Person(en)	11,6
EG	9,2
Sozialversicherung	3,2
Sonst.	6,8

Tabelle 4:
Projekte in den EG-Ländern nach Wissenschaftler-Arbeitszeit

Wiss.-Arb.-Zeit (Jahre)	Projekte (Summenprozent)									
	B	D	DK	F	GB	I	IRL	L	NL	Ges.
1	14	21	20	4	7	0	100	-	0	13
2	29	36	40	29	28	13	100	-	0	31
3	52	65	80	58	47	40	100	-	0	57
4	90	79	93	76	70	70	100	-	22	76
5	90	89	93	82	84	77	100	-	67	86
6	90	95	100	96	90	83	100	-	67	92
7	95	96	100	98	96	90	100	-	89	96
7	100	100	100	100	100	100	100	-	100	100
Anzahl Projekt abs.	21	141	15	45	70	30	2	-	9	333

Die Gegenüberstellung nach Ländern zeigt, daß in der Bundesrepublik
Deutschland mit 21 % bei den Projekten mit nur 1 Jahr oder weniger
Wissenschaftlerarbeitszeit der höchste Wert ermittelt worden ist.
Wesentlich niedriger liegt dieser Anteil in Großbritannien und Frank-
reich. Der Anteil der Projekte mit größerem 'man power-Einsatz' liegt
in jenen Ländern also höher. Diese Aufstellung als ein erster Beitrag
zu einer forschungsökonomischen Betrachtung der Arbeitsmedizin ist
noch nicht geeignet, weitergehende Schlußfolgerungen abzuleiten. Dies
bedarf noch detaillierterer Analysen.

Abschließend ein Hinweis auf die Beziehungen zwischen Forschungstätig-
keit und Literaturproduktion. Bei 4o % der Projekte gibt es Vorabin-
formationen, jedoch 3o % in Form von Vorträgen. Nur auf 1o % der Projekte wird man frühzeitig über die Literatur aufmerksam. Dies zeigt:
Insbesondere im Interesse einer möglichst raschen Umsetzung von For-
schungsergebnissen in die Praxis ist eine Forschungsdokumentation als
Bindeglied zwischen Informationsproduzenten und Informationsnutzer
dringend erforderlich.

Literatur

1   Marloth, H.: Untersuchungen über den Informationsbedarf von
     Klein- und Mittelbetrieben
     IFO-Informationsdienst der Kernplanungsgruppe, Frankfurt
     4 (1976) 78-89

2   Nacke, O., Gerdel, W.: Prinzipien eines europäischen Informa-
     tionssystems für industrielle Medizin. EURISIM. In: Reichertz,
     P.L., Schwarz, B. (Hrsg.): Informationssysteme in der medizini-
     schen Versorgung. Ökologie der Systeme.
     Stuttgart - New York: Schattauer, 1978, 252-26o

3   Nacke, O., Hentz, P., Gerdel, W., Lange, H.: Prinzipien eines
     universellen Informationssystems für die Arbeitsmedizin.
     In: Weidtmann, V. (Hrsg.): Modelle in der Medizin-Theorie und
     Praxis
     Heidelberg, Springer 198o

4   Gerdel, W.: Strukturen des Schrifttums aus dem Gebiet der Arbeits-
     medizin und des Arbeitsschutzes des Jahres 1971
     Dissertation, Universität Münster 1974

5   Lange, H.: Anfragenstatistik als Mittel der Systemoptimierung in
     der Literaturdokumentation. In: Nacke, O., Wagner, G.: Dokumen-
     tation und Information im Dienste der Gesundheitspflege
     Stuttgart - New York, Schattauer 1976, 291-3oo

6   Otto, H.: Untersuchungen über die Möglichkeiten der Optimierung
       der Zeitschriftenauswahl für eine sozialmedizinische Dokumenta-
       tionsstelle anhand der Anfragenbeantwortung eines Jahres
       Dissertation, Universität Münster 1978

7   Lange, H., Huhmann, H.: Beispiele einer Dokumentation industriel-
       ler Noxen nach den Prinzipien des Europäischen Informations-
       systems für industrielle Medizin. EURISIM-N. Teil A: Anorgani-
       sche Noxen. Teil B: Organische Noxen
       Forschungsbericht des idis, Bielefeld, Nov. 1978, 365

8   Gerdel, W., Eisenhardt, O.H., Nacke, O., Neumann, R.: Schema der
       programmierten Abstraktion der redundanzarmen Darstellung und
       Transformation von Aussagen. In: Weidtmann, V. (Hrsg.): Modelle
       in der Medizin-Theorie und Praxis
       Heidelberg, Springer 1980

9   Gerdel, W.: Dokumentation der Adressen von Personen und Institu-
       tionen aus Forschung und Praxis für Zwecke einer aktiven Infor-
       mationsgewinnung. In: Nacke, O., Wagner, G. (Hrsg.): Dokumenta-
       tion und Information im Dienste der Gesundheitspflege
       Stuttgart - New York, Schattauer, 1976, 283-290

1o   Mikrofiche-Datei der arbeitsmedizinischen Forschung, Forschungs-
       institutionen und Forscher/Experten in den Ländern der Europäi-
       schen Gemeinschaften
       Forschungsbericht idis, Bielefeld, Nov. 1979

11   Gerdel, W.: Arbeitsmedizinische Methoden in der Dokumentations-
       und Wissenschaftsforschung. In: Nacke, O. (Hrsg.): Scientometrie
       und Bibliometrie in Planung und Forschung
       Bielefeld, idis 1976, 116-126

12   Beyer, W., SfS, Heidelberg (persönliche Mitteilung)

13   Dobrow, G.: Wissenschaft: Ihre Analyse und Prognose
       Stuttgart, Deutsche Verlagsanstalt 1974, 378

14   Solla Price, D.J. de: Little science, big science. Von der Stu-
       dierstube zur Großforschung
       Frankfurt, Suhrkamp 1974, 127

15   Nacke, O. (Hrsg.): Scientometrie und Bibliometrie in Planung und
       Forschung
       Bielefeld, idis 1976, 234

REALISATIONPRINZIPIEN VON
UND ERFAHRUNGEN MIT BETRIEBSÄRZTLICHEN
INFORMATIONSSYSTEMEN

Vorsitz:

C. DIETRICH, Ottobrunn
W. KORB, München

Betriebsarztzentrum-Informationssystem
als selbständiges Systemelement innerhalb des Personalsystems

H. P. Schieffer
Mannesmann Datenverarbeitung GmbH

1 Gestaltungsgrundsätze

Herkömmliche Datenbankkonzepte und Vorstellungen über Personalsysteme gingen davon aus, daß im System *alle* Daten vollständig gespeichert sein sollten. Demnach hatte die Datenbank-Speicherungskonzeption einen allumfassenden Charakter. Versuche, diese gedankliche Basis in die Praxis umzusetzen, mußten scheitern, da dazu auch eine allumfassende Planung notwendig ist, die wegen des großen Aufgabenvolumens zwangsweise in vielen Bereichen nur oberflächlich bleiben kann. Es gilt daher, sich vom kompakten Modell zu lösen und mehr eine Systemstruktur mit selektivem Charakter und hoher Flexibilität in den Vordergrund zu stellen.

Die DV-technische Entwicklung und die unterschiedlichen Organisationsformen der Datenverarbeitung spiegeln diese Tendenzen wieder. Die Techniken und Systeme, die heute angeboten werden, lassen individuelle, zentrale oder dezentrale Lösungen in der Zukunft ebenso wie Netze oder isolierte Einzellösungen zu (1). Jedes Unternehmen sollte daher prüfen, welche Organisationsform das jeweilige Anwendungsgebiet wirksam unterstützt und dabei wirtschaftlich betrieben werden kann, wobei der Einsatz unter dem Aspekt der Kosten-Nutzen-Relation für das gesamte Unternehmen zu sehen ist.

Betrachtet man das Personalwesen und den betriebsärztlichen Dienst aus dieser Sicht, gelten folgende allgemeine Grundsätze:

— Computergestützte Personalsysteme sollen so gestaltet werden, daß sie von der Zweckbestimmung ausgehen, ohne den Anspruch zu erheben vollständig zu sein im Sinne der Erfassung, Speicherung und Verarbeitung *aller* das Personal betreffenden Daten, noch den Anspruch haben, für alle Aufgaben entsprechende Methoden zur Aufgabendurchführung einzusetzen .

— Standardisierte Verfahren und einheitlich strukturierte Daten, die in einem Gesamtsystem disponiert und koordiniert werden, sind Voraussetzung für die Mehrfachverwendbarkeit von Daten und Verfahren.

— Die technische „Integration" ermöglicht den Dialog zwischen zentralen Datenverarbeitungssystemen und dezentraler Basis-Datenverarbeitung und führt zu der organisatorischen Konsequenz, Verbundsysteme, teilweise konförderativ gestaltet, zu bilden.

Den allgemeinen Gestaltungsgrundsatz hält Heinrich mit folgendem Systembild fest (2):

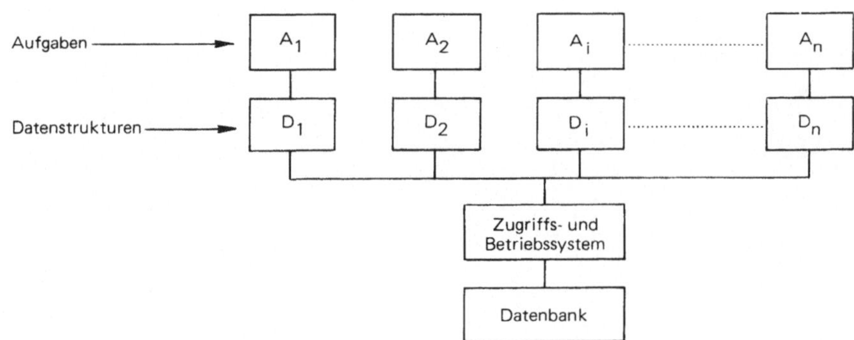

Eine undefinierte Anzahl von Aufgaben und Anforderungen aus dem Bereich des Personalwesens ($A1$, $A2$, $A3$ ... A_n) stellt über eine jeder Aufgabe zugeordnete Datenstruktur ($D1$, $D2$, $D3$ ... D_n) die Verbindung zu einer Datendank her. Die festgelegten $A1$, $A2$ ... stellen die bereits realisierten oder zumindest zur Realisierung vorgesehenen Aufgaben dar. A_n bezeichnet den Aufgabenbereich, der wahrscheinlich noch in Zukunft auf das System zukommen wird und für den das System Öffnungsmöglichkeiten vorsehen muß. Dieses System-Modell hat noch einen sehr hohen Abstraktionsgrad. Man muß versuchen, in das Modell spezielle Voraussetzungen des Unternehmens einzubringen, um den Abstraktionsgrad zu verringern. Die folgenden Beschreibungen skizzieren die Problemlösung bei Mannesmann.

2 System- und Verwaltungsfunktionen

2.1 Dialogsystem und zentrale Datenbanken

Das System der zentralen Datenbanken verwaltet die zentral für die jeweiligen Anwendungen (Teilsysteme) notwendigen Daten des Personalwesens.

Die in der Datenbank gespeicherten Informationen lassen sich grundsätzlich in 3 Hauptbereiche aufteilen:

— *P*ersonal*d*aten*b*ank   (PDB)
— *A*rbeits*p*latz*d*atenbank   (APD)
— *T*abellen- und *M*ethoden*d*atenbank   (TMD)

Die Personaldatenbank enthält alle Daten, die direkt den einzelnen Beschäftigten zugeordnet werden können. Die Arbeitsplatzdatenbank enthält alle Daten zur Beschreibung der Arbeitsplätze. Die Tabellen- und Methodendatenbank enthält alle Erläuterungen der Schlüssel und Verfahren, die entweder in der Personaldatenbank, der Arbeitsplatzdatenbank oder in den angeschlossenen Teilsystemen benutzt werden.

Das Dialogsystem stellt über Bildschirmgeräte den direkten Kontakt zwischen den Benutzern und den Datenbanken her.

Die Kommunikation zwischen den zentralen Datenbanken und den Teilsystemen wird durch ein Transfersystem in beide Richtungen gesteuert, d.h. Primärdaten (z.B. Namen, Termindaten) werden von den zentralen Datenbanken an die Teilsysteme übermittelt und Ergebnisdaten (z.B. Grundsätze, Termine) von diesem an die zentralen Datenbanken zurückgegeben.

MANNESMANN–PERSONAL–SYSTEM

–MaPS–

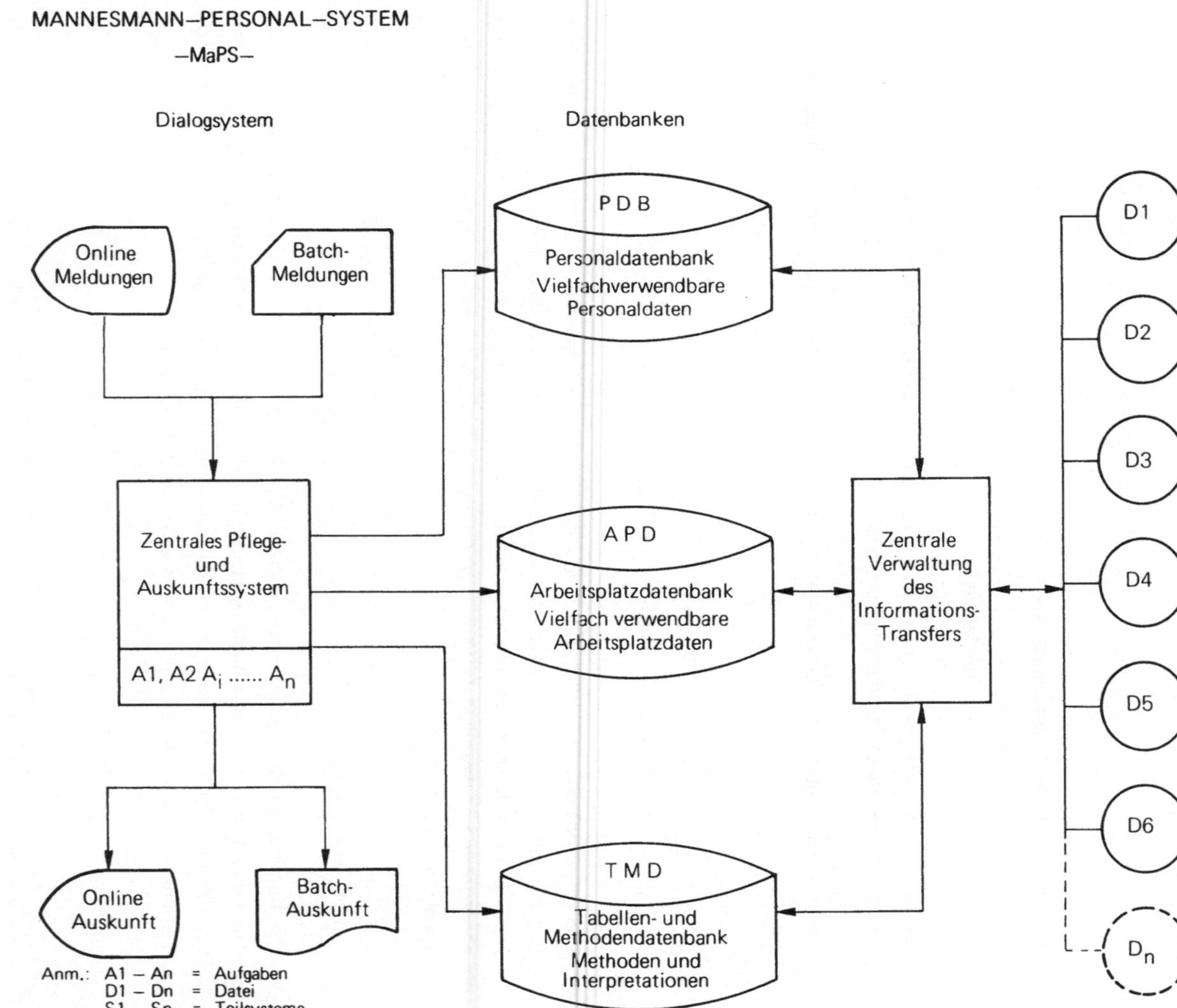

2.2 Struktur der Teilsysteme

Das nachfolgend abstrakt beschriebene Teilsystem enthält die Grundelemente aller an die zentralen Datenbanken angeschlossenen Teilsysteme. Über Eingabeströme verschiedener Art kommen die Meldungen in das Teilsystem hinein, werden erfaßt, geprüft und gesammelt. Primärdaten der einzelnen Teilsysteme kommen aus dem Transferdienst der zentralen Datenbanken. Die Ergebnisse der Datenaufnahme werden je nach peripherer Ausrüstung der EDV-Anlage und der Auslegung der Programme entweder online oder batch nachgewiesen. Die aufgenommenen Daten werden in systemeigenen Dateien gesammelt, die keine direkte Verbindung zu den zentralen Datenbanken haben.

Diese Vorgehensweise ist zweckmäßig, da z.B.

— eine stichtagsbezogene Abgrenzung notwendig ist, so z.B. für die Entgeltabrechnung.

— ausschließlich eine periodische Verarbeitung für funktionsorientierte Aufgaben erfolgt, z.B. Terminverfolgung.

— eine wirtschaftliche Speicherung *aller* Daten in einem Dialog- und Datenbanksystem nicht möglich ist.

— eine verteilte Datenspeicherung einen organisatorischen Zugriffsschutz implizieren kann.

Das Mannesmann-Betriebsarztzentrum-Informationssystem ist nach diesen Grundsätzen strukturiert und somit ein selbständiges Systemelement innerhalb des Personalsystems.

2.3 Verwaltungsfunktionen des Betriebsarztzentrum-Informationssystems

Das Unternehmen hat

— Untersuchungen der Mitarbeiter

    1. gemäß den berufsgenossenschaftlichen Grundsätzen, Ländervorschriften und gesetzlichen Verpflichtungen sowie unternehmensseitigen Anforderungen, resultierend aus der Arbeitgeberfürsorgepflicht,

    2. zum vorgeschriebenen Zeitpunkt und im vorgegebenen Umfang

durchzuführen.

— Auflagen in Bezug auf die zu erstellenden internen und externen Nachweise zu erfüllen.

Die dafür benötigten Auswertungen und Einzelinformationen sind durch manuelle Datenauswertung nur mit erheblichem Aufwand bzw. nicht zu erbringen. Es ist sicherzustellen, daß die angeführten Vorsorgeuntersuchungen in vollem Umfang mit genauer Terminierung und exakter Dokumentation durchgeführt werden.

Um diesen Anforderungen und den Vorgaben der Unternehmensleitung zu genügen, ist in Zusammenarbeit zwischen betriebsärztlichem Dienst und der Datenverarbeitung ein EDV-System geschaffen worden.

Dieses System übernimmt in seiner 1. Ausbaustufe, dem Verwaltungsteil, die folgenden Aufgaben:

— Aufnahme der Primärdaten aus den zentralen Datenbanken

— Zuordnung der Grundsätze und Einwirkungen anhand der Arbeitsplatzdatenbank

— Erfassung der administrativen Daten der Vorsorgeuntersuchungen und Führung der Gesundheitsdatei

— Erfassung des arbeitsmedizinischen Eignungsprofils zur Erzielung des anforderungsgerechten Arbeitseinsatzes

— Ausgabe von Statistiken und Auswertungen

— Systemtechnischer Abgleich der personenbezogenen Grundsätze und Einwirkungen bei Änderung des Arbeitsplatzes in der Personaldatenbank bzw. bei Änderung der Grundsätze in der Arbeitsplatzdatenbank

— Automatische Erstellung der Untersuchungsnachweise und Untersuchungsbescheinigungen bei Ausscheiden eines Mitarbeiters

— Erstellung der Jahresauswertung für den Gewerbearzt bzw. die Berufsgenossenschaft. Diese Auswertungen sind rein statistisch. Es ist kein Rückschluß auf einzelne Personen möglich.

— Übernahme der Führung der Untersuchungsnachweis- und -ausweiskartei durch den Rechner

— Archivierung von Daten ausgeschiedener Mitarbeiter zum späteren Nachweis gegenüber anfordernden Stellen

2.4 Ablauforganisation im Betriebsarztzentrum (BZ)

— Vorsorgeuntersuchungen

Von den BZ's werden dem System die zur Terminverfolgung benötigten Einladungs- und Fälligkeitszeiträume vorgegeben.

Das System vergleicht diese Daten mit den in der Personaldatenbank gespeicherten Solldaten der nächsten Untersuchung (Terminverfolgungsdaten) und selektiert alle Mitarbeiter, für die eine Untersuchung ansteht.

Ist für den betreffenden Mitarbeiter ein Schichtplan vorhanden, wird zusätzlich noch geprüft, ob der Mitarbeiter im Einladungszeitraum in der Frühschicht eingesetzt ist. Ist dies der Fall, wird für diesen Mitarbeiter

a) eine Einladungsübersicht

b) eine Einladung

c) ein Vorsorgebeleg

erstellt.

Eine betriebsspezifische Auslegung der Übersichtsliste und die Einladungen werden zum Betrieb geleitet. Der genaue Zeitpunkt, an dem der Mitarbeiter im BZ untersucht werden soll, wird vom Betrieb in Rücksprache mit dem BZ festgelegt und in die Einladungsübersicht und die Einladung manuell eingetragen.

Bei der Vorstellung des Mitarbeiters zur Untersuchung wählt die Arzthelferin den vorbeschrifteten Vorsorgebeleg aus, trägt die Kopfdaten aus dem Vorsorgebeleg in ein Eignungsprofil und legt beide Formulare dem Arzt zusammen mit der Patientenakte vor. Da auf dem Vorsorgebeleg nicht nur die fälligen, sondern auch alle künftigen Untersuchungstermine bei dem jeweiligen BZ mit Grundsätzen verzeichnet sind, hat der Arzt die Möglichkeit, Untersuchungen terminlich vorzuziehen und zusammenzufassen. Nach Abschluß der Untersuchung wird der Vorsorgebeleg und das Eignungsprofil im BZ ausgefüllt.

— Arbeitsplatzwechsel

Wird ein Arbeitsplatzwechsel an die Personaldatenbank gemeldet, schließt das System den aktuellen Arbeitsplatz und die dazugehörigen aktuellen Grundsätze mit dem Wirksamkeitsdatum der neuen Speicherung minus 1 Tag ab, und eine neue Arbeitsplatzspeicherung wird mit Wirksamkeitsdatum aus der Personaldatenbank eröffnet. Die neuen Grundsätze werden der Arbeitsplatzdatenbank entnommen.

Die Veränderungen werden in der Bestandsliste „Grundsätze" protokolliert.

Bei Grundsätzen, die bereits am alten Arbeitsplatz vorhanden waren, bleiben die Terminverfolgungsdaten erhalten. Ist ein Grundsatz, der am alten Arbeitsplatz vorhanden war, am neuen Arbeitsplatz nicht mehr vorhanden, werden die zu diesem Grundsatz gehörigen Terminverfolgungsdaten gelöscht. Im umgekehrten Fall werden die Terminverfolgungsdaten eines neu hinzugekommenen Grundsatzes angelegt.

Wird bei der anschließenden Terminüberprüfung festgestellt, daß ein Termin in den Fälligkeitszeitraum fällt bzw. daß der Mitarbeiter einer neuen Einwirkung (Grundsatz) ausgesetzt ist, die bisher nicht vorhanden war, wird er zur Untersuchung eingeladen, d.h., es werden für den Mitarbeiter die Listen ‚Einladungen', ‚Einladungsübersicht' und ‚Vorsorgebeleg' erstellt.

— Beendigung des Arbeitsverhältnisses

Ist das Arbeitsverhältnis eines Mitarbeiters beendet, schließt das System den aktuellen Arbeitsplatz des Mitarbeiters ab, erstellt automatisch die Listen ‚Untersuchungsbescheinigung' und ‚Untersuchungsnachweis' und löscht die gespeicherten Terminverfolgungsdaten, so daß der Mitarbeiter nicht mehr zur Untersuchung eingeladen wird.

TEILSYSTEM: BETRIEBSARZTZENTRUM – INFORMATIONSSYSTEM (MaBIS)

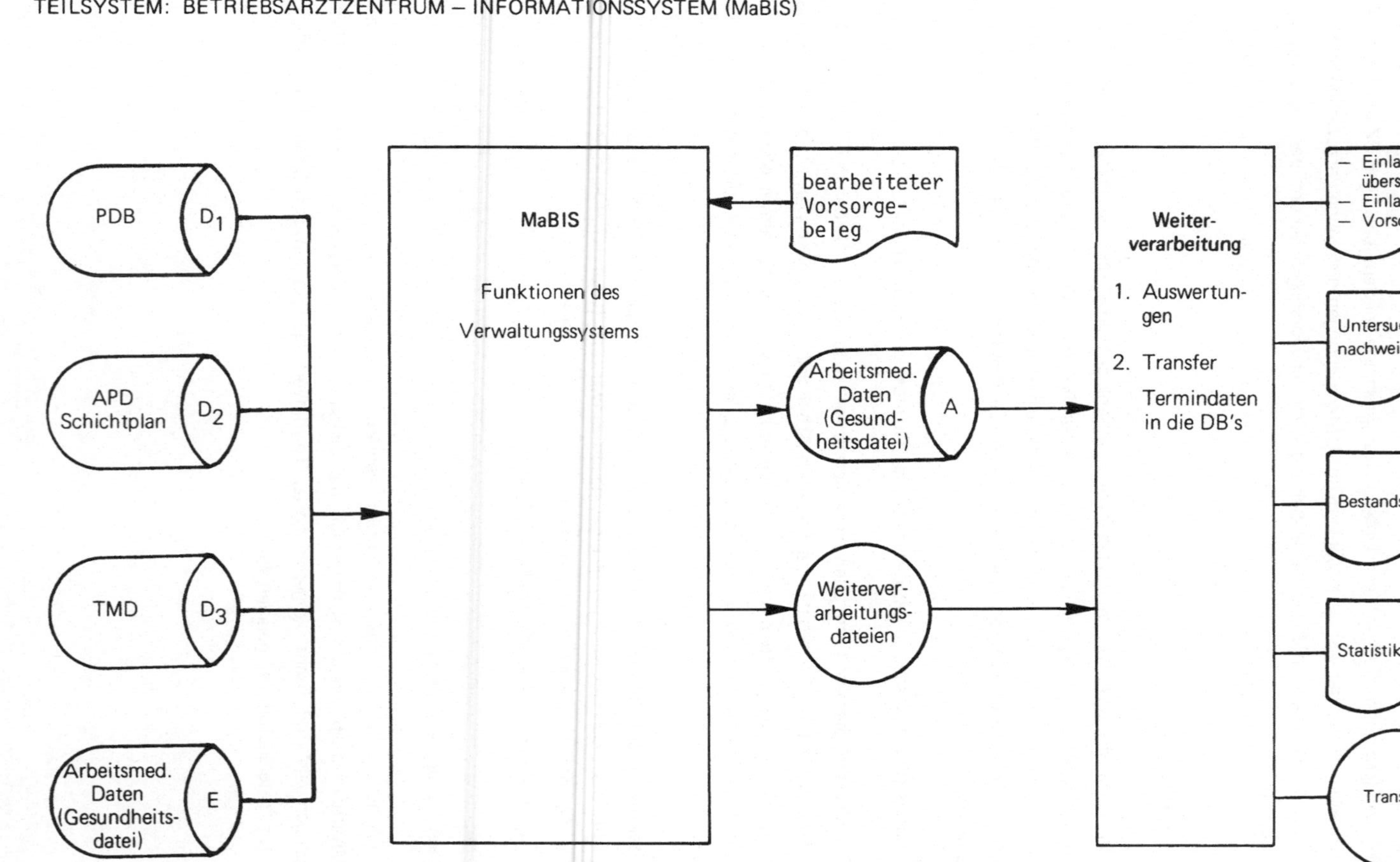

3 Zugriffskontrolle – Benutzeridentifikation – Datenschutz

3.1 Aufgaben und Funktionen des Benutzeridentifikationssystems

Die Vorschriften des Bundesdatenschutzgesetzes und ihre Anwendung auf betriebsärztliche Dienste zeigt, daß diese Bestimmungen dem Betriebsarzt grundsätzlich keine weitergehenden Verpflichtungen auferlegen, als sie bereits aus dem Gebot zur Wahrung der ärztlichen Schweigepflicht erwachsen (3). Es ist jedoch angebracht, bei Dialog-Systemen durch Zugriffskontrollen zu gewährleisten, daß die Benutzer ausschließlich auf die ihrer Zugriffsberechtigung entsprechenden Daten zugreifen und die Schutzfunktionen jederzeit an die Sensitivität der Daten angepaßt werden können.

Analytisch stellt sich das Problem der Zugriffskontrolle folgendermaßen dar:
Jeder Benutzer hat eine durch sein Arbeitsgebiet festgelegte Befugnis zum Lesen und Verändern der dateimäßig geführten Daten. Diese Befugnis wird als *systeminternes Nutzungsrecht* bezeichnet, weil es sich dabei lediglich um die Ausführung (Nutzung) von vorgegebenen (systeminternen) Funktionen handelt. Ein System zur Zugriffskontrolle soll gewährleisten, daß der externe, am Datensichtgerät arbeitende Benutzer nur die internen Nutzungsrechte wahrnehmen kann, die ihm zustehen. Um dies überprüfen zu können, muß dem System der Umfang der Nutzungsrechte bekannt sein. Aus diesem Grund wird ein *Benutzerprofil* erstellt, das abgespeichert und zur Zugriffskontrolle herangezogen wird. Um dem Benutzer, der mit dem System arbeiten will, sein spezifisches Benutzerprofil zuzuordnen, muß dieser sich identifizieren, d.h. dem System gegenüber seine Identität behaupten. Diese *Identitätsbehauptung* erfolgt primär über die Eingabe einer eindeutigen *Benutzernummer*, die dem System als Suchbegriff für das Profil dient. Nun ist die bloße Verwendung der Benutzernummer bei sensitiven Daten aufgrund der einfachen Fälschungsmöglichkeit nicht ausreichend. Deshalb bekommt jeder Benutzer neben seiner Benutzernummer ein *Kennwortverfahren*, das strengster Geheimhaltung unterliegt. Beide Sachverhalte werden dem System mitgeteilt, das so eine wirkungsvolle *Identitätsprüfung* durchführen kann. Aufgrund der erfolgreichen Benutzeridentifizierung werden die definierten Nutzungsrechte zugeordnet, wobei programmtechnisch sichergestellt sein muß, daß eine Überschreitung der Rechte unmöglich ist.
Zusammenfassend kann gesagt werden, daß das Benutzeridentifikationssystem die behauptete Identität externer Benutzer überprüft, dem Benutzer systeminterne Nutzungsrechte zuordnet und über die Einhaltung der Nutzungsrechte wacht.

Neben der beschriebenen, systemtechnischen Zugriffskontrolle ist es sinnvoll, daß der Zugang zu den an den Datenbanken angeschlossenen Datensichtgeräten organisatorisch kontrolliert wird, so durch abschließbare Datensichtgeräte und Ausweisleser.

3.2 Datenschutz und Datensicherung

3.2.1 Abrufberechtigung von Listausgaben

Die Abrufberechtigung von Listausgaben ist analog der Zugriffsberechtigung geregelt. Abrufberechtigter bzw. Empfänger der Listausgaben ist nur die im Sinne des Datenschutzgesetzes speichernde Stelle.

3.2.2 Verarbeitung und Transport

Die Erfassung der arbeitsmedizinischen Daten erfolgt im Betriebsarztzentrum über maschinell lesbare Belegleserformulare.

Zur Verarbeitung im Rechenzentrum werden die Belege in verschließbaren Behältern transportiert.

Geöffnet werden sie durch die Abteilung Datensicherung, die auch das Lesen der Belege sowie die Ausgabe und Versendung der Listen und Formulare überwacht.

Die Speicherung der arbeitsmedizinischen Daten erfolgt auf Magnetbändern der Klasse „Geheim''. Diese werden in verschlossenen Stahlschränken aufbewahrt und nur auf Anforderung autorisierter Personen unter Aufsicht der Stelle, die für die Datensicherung in der Produktion des Rechenzentrums verantwortlich ist, freigegeben.

Nach der Verarbeitung der Daten werden die Eingabebelege und Listen mit Lieferscheinen in verschlossenen Behältern an die speichernde Stelle zurückgeschickt. Der Empfänger kontrolliert die Vollständigkeit der Liste anhand des beiliegenden Lieferscheins.

Alle an der Verarbeitung beteiligten Personen sind gemäß Bundesdatenschutzgesetz vereidigt.

3.2.3 Datenentsorgung

Nicht mehr benötigte Listausgaben werden in verschlossenen Behältern an eine zentrale Stelle gebracht. Dort werden die Listen verschlossen aufbewahrt, bis sie zur Vernichtung (Verbrennung) gelangen.

4 Zusammenfassung

Die organisatorische Verflechtung der Arbeitsmedizin mit der Arbeitswelt und mit den Überwachungsorganen bedingt, daß eine erhebliche Verwaltungsleistung zu erbringen ist, die jedoch nur erfüllt werden kann, wenn

a) konventionelle Karteien angelegt und diese durch zusätzlich einzusetzendes Personal geführt werden

    oder alternativ

b) EDV-Systeme unter Beibehaltung des Personalbestandes eingesetzt werden, die auch *künftigen* Anforderungen gerecht werden können.

Um den Ansprüchen des Gesetzgebers und der Arbeitgebervorsorge heute und in Zukunft entsprechen zu können, wurde nicht nur bei Mannesmann der Beschluß gefaßt, ein DV-System aufzubauen, sondern auch Firmen bestimmter Größe und mit gleichartigen Problemen stellen sich den Fragen, wie durch die moderne Rechnertechnologie der Einsatz von Computern in den Betriebsarztzentren sinnvoll erfolgen kann.

Literaturverzeichnis

1   Brack, Werner: Aufgaben, Organisationsformen und Nutzen der Datenverarbeitung in einem Groß-
     unternehmen. Data report 14 (1979) Heft 2

2   Heinrich, L. J., Pils, M.: Arbeitsbericht Nr. 4 PERSONAL-INFORMATIONSSYSTEME,
     Linz 1977

3   Heß, R.: Die Anwendung der Gesetzlichen Bestimmungen zum Datenschutz auf die Datenverarbei-
     tung in betriebsärztlichen Diensten. ASP 11/79

**Erfahrungen mit einem EDV-gestützten Informationssystem
für den Betriebsärztlichen Dienst im Betriebsarztzentrum Mülheim der Mannesmannröhren-Werke AG
MaBIS (Mannesmann-Betriebsärztliches Informationssystem)**

Dr. med. W. Koch
Leitender Betriebsarzt
Mannesmannröhren-Werke AG
Betriebsarztzentrum Mülheim
Wiesenstraße 36 · 4330 Mülheim (Ruhr)

Die Notwendigkeit zur Installation eines rechnergestützten Systems für den Betriebsärztlichen Dienst in einem großen Unternehmen ergab sich aus der Fülle der Aufgaben, die seit Beginn der siebziger Jahre — expansiv aber mit Inkrafttreten des Betriebsärztegesetzes im Dezember 1974 — auf die Betriebsärztlichen Dienste zukamen. Die Zahl der Gesetze, Verordnungen und Vorschriften, die Notwendigkeit einer immer diffizileren Dokumentation, unterschiedliche Bestell- und Wiederuntersuchungsintervalle, unterschiedliche Untersuchungsdimensionen, Untersuchungsnachweise sowie notwendige Statistiken, legten die Überlegung nahe, diesen enormen Aufwand mit Rechnerstützung zu bewältigen. Diese Nutzung der neuen Technologie dient dem Beschäftigten zur Entwicklung einer intensiven Prophylaxe und der damit verbundenen Langzeit-Beobachtung.

Eine weitere Indikation zur Implementierung eines solchen Systems sind die ergonomischen Forderungen der Arbeitsplatzgestaltung. Die Untersuchungsergebnisse der Ergonomen, welche alle Einwirkungen, Umgebungsverhältnisse, evtl. auch Gefährdungen durch Meßreihen darstellen, so daß sich für den einzelnen Arbeitsplatz ein Konspekt der heterogenen Emissionen notwendig macht, ist mit Rechnerstützung ebenfalls transparent zu halten. Denn diese ergonomischen Feststellungen ergeben quasi den Funktionsauftrag für die betriebsärztliche Betreuung.

In der Philosophie des Übergangs zur Rechnerstützung im Betriebsärztlichen Dienst gingen wir von der grundsätzlichen Erwägung aus, daß eine Rechnerstützung zwei voneinander unterschiedliche Elemente haben darf:

1. das Verwaltungssystem für den werksärztlichen Dienst, welches alle Funktionen umfaßt, die zu dem Aufgabenkreis eines Werksarztes gehören. Daten medizinischer Relevanz haben immer administrative Bedeutungsanteile und umgekehrt,

   und

2. die eigentliche Bioinformatik. Letztere verstanden nicht nur als Bio-Signalverarbeitung, sondern auch von Informationen mit höchstem Diskretionsgehalt (z. B. Anamnese).

Das erstgenannte Verwaltungssystem einschließlich der Untersuchungs*ergebnisse* kann in einem multifunktionellen Rechner verankert sein. Das bringt den Vorteil, redundante Datenspeicherung und -verarbeitung zu vermeiden. Die Bio-Informatik und Untersuchungs*befunde* dürfen nicht in einem Großrechner verarbeitet und gespeichert werden, sondern sie benötigen einen Prozeßrechner, der praktisch intra muros in Monofunktion dem werksärztlichen Dienst zur Verfügung steht.

In der Biosignalverarbeitung haben wir noch wenig Erfahrungen. Wir haben einen Laborrechner, dessen Ausdruck in die G + K-Akte geheftet wird.

Nach entsprechendem Vorlauf zur Systemplanung, die mit ständiger Information des Betriebsrates erfolgte, haben wir das Verwaltungssystem inzwischen vollständig aufgebaut und seit 4 Jahren in Funktion.

Zum Systemaufbau ist zu sagen, daß wir, ausgehend von einem seit 1973 bestehenden zentralen Personaldatensystem, bei Mannesmann als Teilmodul ein Informationssystem für den werksärztlichen Dienst sowie eine Arbeitsplatzdatei eingerichtet haben. Sie enthält das sogenannte Arbeitsplatzprofil.

Aus der Arbeitsplatzdatei ergeben sich durch die dort aufgelisteten Einwirkungen oder Gefährdungen am Arbeitsplatz die Untersuchungsvorgaben für den werksärztlichen Dienst. Es wird sichergestellt, daß die daraus resultierenden Vorsorgeuntersuchungen in vollem Umfang, mit genauer Terminierung, vorgeschriebenen Untersuchungsdimensionen und exakter Dokumentation durchgeführt werden. Alle Untersuchungs-*befunde* unterliegen der ärztlichen Schweigepflicht und verlassen nicht den werksärztlichen Dienst. Die Untersuchungs*ergebnisse* mit Eignungsaussagen sind zu dokumentieren und gemäß „UVV Allgemeine Vorschriften" § 60 als Gesundheitsdatei zu speichern.

Weiterhin ist die Eignungsdifferenzierung für den Untersuchten festzulegen, um zu einem anforderungs- und eignungsgerechten Personaleinsatz zu gelangen. Sie erfolgt bei MRW in Form sogenannter Eignungsprofile, die evtl. Einschränkungen differenzieren. Die Zusammenschau von Arbeitsplatzprofil und Eignungsprofil darf jedoch nicht schematisch ausgelegt werden, da einige Eignungsaussagen betriebsärztlicherseits interpretationsbedürftig sind. Das gilt insbesondere für ältere Arbeitnehmer, bei denen infolge Anpassung und Gewöhnung an den Arbeitsplatz Anforderungs- und Eignungsprofil nicht immer kongruent sein müssen.

Ergeben sich aus den arbeitsmedizinischen Vorsorgeuntersuchungen Hinweise auf eine arbeitsmedizinisch oder ergonomisch indizierte Verbesserung des Arbeitsplatzes, sind diese zu nutzen.

Die Notwendigkeit zur Durchführung von Vorsorgeuntersuchungen ergibt sich, außer aus den bekannten gesetzlichen Vorschriften oder Verordnungen mit autonomer Rechtsnorm, auch auf Grund von innerbetrieblichen Erfordernissen, wie:

— Änderungen des Arbeitseinsatzes auf Grund von betrieblichen Veränderungen,

— Änderung des Arbeitseinsatzes auf Ersuchen des Beschäftigten aus gesundheitlichen Gründen,

— Wechsel- und Nachtschichtbefreiung,

— Beantragung von Park- und Einfahrgenehmigungen,

— Tauglichkeitsprüfung für den Einsatz von Lokführern auf Bundesbahngelände nach der Tauglichkeitsvorschrift der Deutschen Bundesbahn — vom 1.7.1974 (DV 107) etc.,

— Durchführung erforderlicher Rehabilitationsmaßnahmen,

— Entscheidung über spezielle Körperschutzmittel,

— Ärztliche Beurteilung im Zusammenhang mit § 16 des Manteltarifvertrages der Eisen- und Stahlindustrie,

— Arbeitsmedizinische Betreuung der Nachtschichtarbeiter.

Nach der Erfassung aller Untersuchungspflichtigen mit Festlegung der Untersuchungsintervalle wurde ein Abrufsystem organisiert, welches unter Berücksichtigung betrieblicher Erfordernisse und Kapazitätsvorgaben des Betriebsärztlichen Dienstes den Abruf der zu untersuchenden Arbeitnehmer garantiert. Dieses Abrufsystem bedarf der Nachschaltung eines Kontrollsystems, bei dem an Hand von Einladungs- und Untersuchungsübersichten gewährleistet wird, daß die Untersuchungen auch durchgeführt werden.

Nach erfolgter Untersuchung wird die Eignungsaussage

— keine gesundheitlichen Bedenken

— keine gesundheitlichen Bedenken unter bestimmten Voraussetzungen

— befristete gesundheitliche Bedenken

— dauernde gesundheitliche Bedenken

festgelegt.

Das Ergebnis der Untersuchung wird dem Arbeitnehmer, der Personaleinsatzabteilung des Unternehmens, erforderlichenfalls der Berufsgenossenschaft, mitgeteilt.

Gemäß § 3 Abs. 4 des ASIG muß der Betriebsarzt den Untersuchten über Unfall- und Gesundheitsgefahren, denen er bei der Arbeit ausgesetzt ist, beraten, sowie über die Einrichtungen und Maßnahmen zur Abwendung dieser Gefahren belehren.

Für die Durchführung des Abrufsystems ist die termingerechte Wiedereinladung sicherzustellen.

Die medizinische Dokumentation mit Untersuchungsbefunden erfolgt in der Gesundheitsakte des Betriebsärztlichen Dienstes auf vorgeschriebenen bzw. modifizierten Formularen. Vorgeschriebene Formulare werden immer benutzt, z.B. nach § 45 Abs. 1 des Jugend-Arbeitsschutzgesetzes oder Untersuchungsbogen „Mineralischer Staub" gemäß ILO 71 usw.

Arbeitnehmern, die das Unternehmen verlassen, ist die Bescheinigung „Arbeitsmedizinische Vorsorgeuntersuchung" mitzugeben. Die in der Gesundheitsdatei enthaltenen Angaben sind der Berufsgenossenschaft zu übergeben, wenn der Unternehmer sie nicht selber aufbewahren kann.

Zur Abgrenzung des Untersuchungsumfanges wird auf die „Berufsgenossenschaftlichen Grundsätze zur Durchführung arbeitsmedizinischer Vorsorgeuntersuchungen" verwiesen, wo im Rahmen der Vorsorgeuntersuchungen (Erstuntersuchung oder Nachuntersuchung) eine allgemeine körperliche Untersuchung neben der einwirkungs- bzw. gefährdungsspezifischen Spezialuntersuchung vorgeschrieben ist.

Weiterhin sind die Unternehmen verpflichtet, über erfolgte Untersuchungen statistische Mitteilungen, gegebenenfalls auch Mitteilungen an die Berufsgenossenschaft zu machen sowie Statistiken für den Staatlichen Gewerbearzt zu erstellen.

Über den Systemaufbau im einzelnen zu berichten, oblag meinem Vorredner, Herrn Schieffer.

Das Mannesmann-Betriebsärztliche-Verwaltungssystem ist als Standardsystem so konzipiert, daß es die Belange zukünftiger Anwender und Sacherfordernisse berücksichtigen kann. Die benötigten Daten werden dem Personalsystem (Zentrale Personaldatei) und dem Arbeitsplatz-Katalog entnommen.

In der Ablauforganisation werden alle Veränderungen, die mitarbeiterbezogen anfallen, über ablochfähige Belege bzw. Belegleserformulare erfaßt und eingegeben. Die Daten werden bei Verarbeitung einer strengen Prüfung unterzogen, bevor sie zur Veränderung einer Speicherung führen.

Die Ausgaben werden in der MDV Lintorf ausgedruckt, nach zuständigen Empfängern verteilt und in versiegelten Briefumschlägen bzw. in verschließbaren Behältern zugestellt.

Die meisten Angaben werden nicht im Klartext, sondern in verschlüsselter Form dargestellt. Bei Eignungsaussagen werden bestimmte Angaben vorgegeben, damit der Betriebsarzt lediglich mittels Markierung die zutreffende Aussage kennzeichnen muß.

Nur in solchen Fällen erfolgt eine manuelle Ausfüllung der Wiedereinladung, wo Terminabweichungen festgelegt werden, sei es aus medizinischer oder expositioneller Indikation.

Wie angeführt, erfolgt die Dokumentation für die EDV zur Zeit noch auf Beleglesern. Ein On-off-line-Betrieb ist jedoch in Vorbereitung, ein Terminal bei uns installiert, aber noch nicht voll funktionsfähig.

Für den zu Untersuchenden wird eine Einladung ausgedruckt, deren unterer Abrißteil gleichzeitig die Bescheinigung des Werksärztlichen Dienstes für die Dauer der Untersuchung, somit für die Abwesenheit vom Betrieb beinhaltet. Einladungsübersichten sowie Einzeleinladungen werden bei uns alle 2 Monate mit einem Zeitvorlauf von ca. 14 Tagen ausgedruckt. Eine Sachbearbeitung dieser Einladungsübersichten und Einzeleinladungen ist erforderlich, ehe sie auf die einzelnen Betriebe verteilt werden. Denn in jedem Fall ist eine Abstimmung mit den Betrieben über betriebliche Erfordernisse sowie den vorhandenen aktuellen Kapazitäten des Werksärztlichen Dienstes mit dem täglichen Einladungsvolumen erforderlich.

Wenn ein Eingeladener zum Untersuchungstermin nicht erscheint, wird er in der nächsten Einladungsübersicht (also 2 Monate später) wiederum vorgeladen. Diese automatische Wiedervorladung sichert eine halbwegs termingerechte Untersuchung und ist bei der hohen Absentismusquote in der Industrie von 20, ja sogar 25 %, besonders wichtig.

Zu den Erfahrungen beim Betrieb dieses Informationssystems ist zunächst erst eines eindeutig feststellbar:

Jeder Einstieg in die EDV erfordert einen erhöhten initialen Arbeits- und Unkostenaufwand. Der erhöhte Unkostenaufwand kompensiert sich aber schon nach wenigen Jahren, da weitere Arbeitsexpansionen durch das System aufgefangen werden. Da die Kontinuität des Arbeitsablaufes in einem Betriebsarztzentrum oder Betriebsärztlichen Dienst gewährleistet bleiben muß, ist hinsichtlich des zeitlichen Ablaufes auch ein *rascher* Einstieg in die Rechnerstützung notwendig. Bei diesem Einstieg erweist es sich als zweckmäßig, sogenannte historische Daten, also frühere Untersuchungsergebnisse, mitaufzunehmen. Nur so kann man zu einem möglichst umfassenden Informationsstand am Datenkranz kommen.

Zur Setzung der richtigen Akzente nochmals:

Je kürzer und umfassender die Einstiegphase in die Rechnerstützung ist, um so frühere und höhere Effizienz ist von dem System zu erwarten.

Durch besondere Umstände war es bei uns möglich, nach dem Start des Systemeinstiegs im November 1975 die Eingaben der aktuellen und historischen Daten an den Datenkranz im Februar 1976 abgeschlossen zu haben. Dadurch wurde die vorhin erwähnte Kontinuität der Arbeit, auch der Dokumentation, sowie die Möglichkeit, Statistiken und Meldungen zu erstellen, gewährleistet und fällige Wiederholungsuntersuchungen kamen schon mit Rechnerstützung rechtzeitig zur Einladung.

Trotz der erwähnten zwingenden Eile bei einem Systemeinstieg besteht gleichzeitig eine große Sorgfaltspflicht durch ständige Kontrolle und Fehlerelimination. Denn die „Tücke des Objekts" liegt fast ausschließlich im Detail. Diese Details reichen von unexakter Ausschreibung der Zahlen in der jeweiligen Schlüsselkolumne bis zur Erkennung von technischen Mängeln im Ausdruck der Formulare.

Führt man diese Fehlerelimination nicht prompt durch, erfordert dieses Versäumnis relativ viel Zusatzarbeit. Wichtig ist auch die kontinuierliche und lückenlose Pflege des Personaldatenkranzes durch die zuständigen Personalabteilungen. Gibt es da Versäumnisse oder Terminverschiebungen, kommt es auch im Werksärztlichen Dienst zu Doppeleinladungen bzw. Terminüberschneidungen.

Die praktischen Erfahrungen machen weiterhin eine Reihe von Notwendigkeiten dringlich. Bei der Systemplanung ist eine Modifizierbarkeit zu berücksichtigen. Das ergibt sich vor allen Dingen aus der relativ häufigen Änderung der Bestimmungen und Gesetze. Deswegen muß das System auch ergänzungs- und erweiterungsfähig sein, da immer neue Gesetze und Bestimmungen erlassen werden. Auch die Fragestellungen müssen variabel gehalten werden, da berufsgenossenschaftliche Meldungsvorgaben sowie betriebliche Erfordernisse geänderte Fragestellungen mit sich bringen.

Diese Variabilität ermöglicht verschiedene Informationswertungen. Es ist weiterhin zu erkennen, daß Fragestellungen an das System von Betrieb zu Betrieb unterschiedlich sein können, d.h. auf Grund heterogener betrieblicher Aufgaben bzw. Produktion als auch aus Erfordernissen der Belegschaft.

Weiterhin ist dieses EDV-System in der Lage, neue Erkenntnisse und Erfordernisse der Arbeitsgestaltung abzufangen.

Mit Hilfe eines implementierten Personaldatensystems sind große Unternehmen in der Lage, eine flexible Personalpolitik zu betreiben. So kann z.B. bei größeren Umsetzungsmaßnahmen infolge von betrieblichen Stillegungen oder Innovationen eine stabsmäßige Vorbereitung von Personalumsetzungsaktionen erfolgen. Dadurch wird gewährleistet, daß jedes betroffene Belegschaftsmitglied anforderungs- und eignungsgerecht umgesetzt wird.

Wie wichtig diese maschinelle Auswertung in praxi ist, haben wir in unserem Unternehmen erst kürzlich durchgemacht, wo bei einer betriebsnotwendigen größeren Umsetzungsaktion die Umsetzung für die betroffenen Belegschaftsmitglieder zu 97 % reibungslos vor sich ging. Der im Personalwesen und in der Arbeitsgestaltung Erfahrene kann ermessen, wie günstig dieser Prozentsatz liegt.

Abforderungen vom Betriebsärztlichen Informationssystem für betriebliche oder Personaleinsatzzwecke erfolgen nicht direkt durch die anfordernde Abteilung, sondern nur über den Werksärztlichen Dienst. Dieser stellt sicher, daß keinerlei Informationen mit erhöhtem Diskretionsgehalt in solche Abforderungen gelangen können. Betont sei aber, daß diese theoretische Möglichkeit niemals eingetreten ist, durch die Zugriffssicherung auch nicht erfolgen kann.

Eine weitere Möglichkeit der Nutzung von MABIS besteht in einer arbeitsplatzbezogenen Anstellung epidemiologischer Untersuchungen. Diese Untersuchungen sind bei uns in den ersten Anfängen. Immerhin lassen aber einige Untersuchungen für bestimmte Arbeitsplätze ergonomische Schwerpunkte erkennen. Das gilt vor allem für Lärmeinwirkungen, z. T. auch für Hitzeeinwirkungen.

Die Anwendung eines solchen Systems ist natürlich nur unter Wahrung der Kautelen des Datenschutzes und der Datensicherheit möglich.

Datenschutz und Datensicherung müssen sowohl nach innen als auch nach außen erfolgen. Die Forderung nach absoluter Sicherstellung und eines korrekten Umganges mit Daten, Einhaltung der Ordnungsmäßigkeit ist besonders wichtig. Amtshilfeleistungen, wie sie unter Behörden auf Grund gesetzlicher Vorschriften und Ermächtigungen möglich ist, finden bei uns nicht statt. Weitergabe von Daten erfolgt unter strikter Einhaltung der ärztlichen Schweigepflicht nur in solchen Fällen innerbetrieblich, wo ein berechtigtes Interesse besteht, z. B. an der Eignungsaussage. Auch diese kann durch die Personalstellen nicht direkt abgefragt werden, sondern muß die Verantwortung des Arztes durchlaufen.

Völlig unabhängig von solchen Datenschutzfragen sind Datensicherungsanforderungen, wie die sicherheitstechnische Entsorgung mit entsprechender Vernichtung nicht mehr benötigter Belegleserformulare, Magnetbänder u. ä.. Diese sind durch Organisationsfachleute zu lösen.

Auch bei den Fragen des Datenschutzes und der -sicherheit liegt die Tücke im Detail. Diese Probleme reichen von immer wiederholtem Verschluß der Räume bis zum Holen und Verbringen der Informationsträger. Dabei darf nichts dem Zufall überlassen bleiben, sondern muß organisiert werden. Der bestehende Organisationsstand muß immer wieder kontrolliert werden.

Soweit die kurzen Bemerkungen zum Datenschutz.

Zum Schluß noch einige aktuelle Aspekte:

Die „Verrechtlichung der Medizin", wie es Überla genannt hat, darf nicht dazu führen, daß praktikable Methoden der EDV, den Verwaltungs- und Organisationsaufwand zu vereinfachen sowie arbeitsplatz-bezogene und epidemiologische Untersuchungen transparent zu machen, unmöglich gemacht werden.

Unseres Erachtens sind supra-numerische und entindividualisierte epidemiologische Untersuchungen rechtlich zulässig, da sie keine individuellen Interessenssphären tangieren. Darüber hinaus sind wir im Gegensatz zu manchen Meinungsäußerungen der Auffassung, daß betriebsärztliche Tätigkeit nicht zwangsläufig zum Zielkonflikt führen muß. Die betriebsärztlichen Aufgaben sind im Sinne eines Interessenausgleichs zu verstehen.

Eine sinnvolle Anwendung der Rechnerstützung zur Erzielung dieses Interessenausgleichs ist um so notwendiger, als arbeitsplatzbezogene, gesundheitliche und soziale Probleme sowie die Notwendigkeit des Arbeitseinsatzes leistungsgeminderter und älterer Menschen, in Konsequenz dazu die Schaffung leichterer und human gestalteter Arbeitsplätze, immer vordringlicher werden. Das Durchschnittsalter des heutigen Industriearbeiters ist relativ hoch. Hinzu kommt das immer gravierender werdende Schwerbehindertenproblem. In einigen Großbetrieben beträgt die Quote der beschäftigten Schwerbehinderten bereits mehr als das Doppelte des gesetzlich Vorgeschriebenen, liegt also höher als 12 %. Daß der Arbeitseinsatz der Schwerbehinderten an die Arbeitsgestaltung besondere Anforderungen stellt, ist bekannt. Großunternehmen müssen sich auch für die bewußte Einstellung leistungsgeminderter und behinderter Arbeitswilliger offenhalten.

Alle diese Maßnahmen sind natürlich unmöglich, wenn nicht eine 100 %ige Absicherung des eignungs- und anforderungsgerechten Arbeitseinsatzes gewährleistet ist. Im wesentlichen ist uns diese Aufgabe mit Hilfe der Rechnerstützung gelungen. Als Ergebnis unserer Erfahrungen kann gesagt werden, daß das im Deutschen Ärzteblatt zitierte „große Unbehagen" (Nr. 41, Referat über den Kongreß der Medico Informatic in Berlin 79) für ein betriebsärztliches Informationssystem unserer Meinung nach nicht am Platze ist.

Unterstützung betriebsärztlicher Tätigkeit
im Rahmen eines Personalinformationssystems
- Aufbaustrategie, Funktionen, technische Realisierung -

H. KORB
Volkswagenwerk Aktiengesellschaft, Wolfsburg

<u>Das Unternehmen stellt sich vor</u>

Die Volkswagenwerk Aktiengesellschaft hat im Februar 1980 insgesamt 117.473 Mitarbeiter.
Die Gesamtbelegschaft setzt sich zusammen aus

    98.727 Lohnempfängern
    15.788 Gehaltsempfängern
     2.958 Auszubildenden.

Die Produktionsstätten liegen in Wolfsburg, Hannover, Braunschweig, Kassel, Emden und Salzgitter.
Die Entfernungen der einzelnen Werke vom Stammhaus in Wolfsburg betragen zwischen 23 und 250 Kilometern.

Organisationsmerkmale:
Die Personalverwaltung erfolgt dezentral, die Lohn-, Gehalts-, Rentenabrechnung zentral in Wolfsburg mit dezentralen Datenerfassungsstellen. Die Betriebskrankenkasse der VW AG ist wegen des engen Datenverbundes zwischen ihr und dem Unternehmen als Partner am System beteiligt. Sie hat eine zentrale Geschäftsführung in Wolfsburg mit dezentraler Versichertenbetreuung in Verwaltungsstellen.

Das Unternehmen hat einen Haustarifvertrag.

Warum PEDATIS

Die ab Ende der sechziger Jahre rege Gesetzgebung mit dem Vermögensbildungsgesetz,
dem Lohnfortzahlungsgesetz und der Datenübermittlungsverordnung (DUEVO) sowie die
bei VW eingesetzte Regelung zur betrieblichen Altersversorgung ließen erkennen, daß
ihre Umsetzung in praktikable Lösungen nicht mehr mit der herkömmlichen EDV-Methode
möglich war, wollte man die integrativen Beziehungen und die Vielfalt der Daten berücksichtigen und sie wirtschaftlich verarbeiten.

Mit der Erkenntnis, daß für alle administrativ tätigen Fachbereiche trotz enormen
Verwaltungsaufwandes Informations-, aber auch Betreuungsprobleme entstehen würden,
wuchs die Forderung nach einer auf die Zukunft ausgerichteten Problemlösung. Aus
dieser Sachlage resultierte der Entschluß, ein computergestütztes Personaldateninformationssystem (PEDATIS) zu konzipieren, das im Direktdatenverkehr (Online) betrieben wird.

Das Konzept von PEDATIS

Ausgangsbasis für die Überlegungen zur Gestaltung von PEDATIS war eine in 1970 ge-
schaffene zentrale Datenbank, in die die vorher getrennten Datenbestände für die
jeweiligen Einzelprobleme erstmals zusammengeführt waren.

1971 begann die zuständige Systemstelle - Systemorganisation/Personal - gemeinsam
mit den vom Einsatz des Systems betroffenen Fachbereichen einen Systemvorschlag zu
erarbeiten, der folgende Zielvorgaben berücksichtigte:

- Erhöhter Schutz personenbezogener Daten
- Steigerung der Aktualität des Datenbestandes
- Einheitliche Datenbestandsführung
- Stufenweiser Einsatz in den Werken und Fachbereichen
- Eindeutige Abgrenzung der Verantwortung für die Datenpflege
- Wirtschaftlicher Einsatz mit breitem Spektrum.

Bei Erarbeitung des Vorschlages waren jedoch weitere grundsätzliche Entscheidungen
zu treffen:

- Welche Arbeitsabläufe sollen mit dem System abgedeckt werden?
- Welche Daten sind in zentralen Datenbanken aufzunehmen und zu verwalten?

- Wie soll der Datenbestand organisiert sein; sollen nur Abfragen oder auch Änderungen im Online-Verfahren möglich sein?
- Wie hoch sind die Entwicklungskosten, Fixkosten und Laufkosten des Systems und
  wie muß es gestaltet sein, daß die Wirtschaftlichkeit gegeben ist?
- Welche Risiken entstehen mit dem Einsatz von PEDATIS, da die Abhängigkeiten von
  der Technik weitaus größer sind als bisher gewohnt?
- Wie können die Risiken minimiert werden?

Unter Berücksichtigung dieser Faktoren entstand ein Vorschlag, der folgende wesentliche Bestandteile beinhaltete:

- Aufbau, Ausbau, Arbeitsweise des Systems
- Vorteile und Verbesserungen für einzelne Fachbereiche
- Struktur der Personaldatenbank
- System der Anwendungsprogramme
- Wesentliche Komponenten des Hardware-Systems
- Realisierungsstufen mit Alternativen
- Kapazitätsbedarf mit Aussagen zur Wirtschaftlichkeit bezogen auf einzelne Ausbau-
  stufen
- Muster für den Aufbau von Bildformaten

Ausschlaggebend für die Genehmigung zur praktischen Umsetzung des vorgeschlagenen
Verfahrens war die Erfüllung der Zielvorgaben und die Feststellung, daß das System
eindeutig die Merkmale trägt, auf die Einzelperson ausgerichtet die Personalverwaltung zu unterstützen.

Zu diesem Zeitpunkt war eine wesentliche Komponente noch ungeklärt: Sollte ein
Software-Paket für die Datenbankverwaltung und Nachrichtensteuerung des Systems
entwickelt oder der Markt nach einem geeigneten Angebot abgesucht werden.

Zeitliche und wirtschaftliche Aspekte ließen letzteres sinnvoller erscheinen, zumal
IBM damals das Software-Paket Information -Management-System (IMS) vorstellte, das
den Anforderungen grundsätzlich entsprach.

Zur Anmietung führte letztlich die Entscheidung aller für Systemarbeit zuständigen
Stellen, daß IMS für die unterschiedlichen Anwendungsgebiete geeignet erschien.

Vom Konzept zur Realisation

Vor Umsetzung des Konzeptes bedurfte es einer Reihe von Grundsatzfestlegungen hinsichtlich der Organisation der Personaldatenbanken, der Programmgestaltung für den Direktdatenverkehr und der Basisprogramme. Weiterhin mußten periodische Auswertungsprogramme fixiert, die Vorschriften für die zu erstellende Dokumentation, die Protokollierung der Datenbankzugriffe und Datenbestandsveränderungen und die Vorkehrungen für die Datensicherung geregelt werden.

Die Struktur der Datenbanken

Um einen schnellen Zugriff zu gewährleisten, sind die Datenbanken nur in zwei hierarchischen Stufen aufgebaut; die Speicherungsform ist Hierarchical Direct Access Method (HDAM). Die Datenbanken werden durch IMS nebeneinander verwaltet, sie sind also physisch und logisch unabhängig. Die Datenbankinhalte werden erst durch die Programme zusammengeführt. Das IMS-Konzept der Segmentierung von Datenbeständen wird so genutzt, daß ihre Organisation aus den Sachgebieten der Daten abgeleitet wird. Je Datenbank ist eine variable Anzahl von Segmenten und Segmenttypen möglich. Das Hauptsegment enthält die Personalnummer und wichtige, bei allen Werksangehörigen vorkommende Daten.

Die Basisprogramme

Personaldatenbanken unterliegen ständig neuen Anforderungen. Segmentinhalte und -längen müssen daher verändert werden können. Eingriffe in die Struktur der Datenbanken sind dagegen relativ selten.

Für die notwendigen Änderungen wurden entsprechende Stapelverarbeitungsprogramme konzipiert, mit denen Datenbanken neu geladen, Segmente gelöscht, ausgetauscht oder hinzugefügt werden können. Außerdem mußten Programme zur Verfügung stehen, um Datenbanken ganz oder teilweise in einen sequentiellen Datenbestand übernehmen zu können.

Die Dialogprogramme

Die Dialogprogramme berücksichtigen die Besonderheiten der Online-Verarbeitung. Spezielles Augenmerk wurde auf Prüfroutinen beim Aufbereiten der Datenanzeige (Nachrichtenlängen- und Formatprüfungen) und beim Verarbeiten der Eingabedaten im Dialog

(Formal- und Plausibilitätsprüfungen) gelegt. In diesem Rahmen werden auch das Aufbereiten und Schreiben von Fehlernachrichten sowie die Protokollierung von Zugriffen und Bestandsveränderungen abgewickelt.

Die Konzeption der Programme erfolgte unter dem Gesichtspunkt, die kommunikatorischen Abwicklungen mit dem System bei vertretbarer CPU-Belastung und innerhalb kurzer Antwortzeiten zu erreichen.

Die periodischen Auswertungsprogramme

Neben der Möglichkeit, herkömmliche Schreibungen zu erstellen, werden maschinelle Überwachungsfunktionen und schnelle Reproduzierbarkeit der Informationen durch den Einsatz einer speziellen Datenbank, der sogenannten Terminlisten-Datenbank, gelöst.

Nach Auswertung des Datenbestandes anhand der geforderten Kriterien werden die Ergebnisse über Bildschirm oder Druckausgabe zur Verfügung gestellt. Die Daten bleiben so lange verfügbar, bis der zuständige Sachbearbeiter ein Kennzeichen setzt, daß er die Daten abgearbeitet hat.

Die Protokollierung

Durch Auswertung des vom IMS geschriebenen Log-Bandes und entsprechend konstruierten Datenbanken und Dialogprogrammen wurden bereits Jahre vor Existenz des Datenschutzgesetzes Sicherheitsmaßnahmen vorgesehen, die auch nach Inkrafttreten des BDSG keiner Verbesserung bedurften.

Das Protokoll ist geordnet nach Personalnummern und innerhalb dieser Reihenfolge nach dem Zeitpunkt des Zugriffs bzw. der Änderung der Daten.

Die Dokumentation

Die Komplexität eines Personalinformationssystems erfordert eine besonders sorgfältig geführte Dokumentation, da für den einzelnen Systementwickler die Vielzahl der Abhängigkeiten sonst nicht mehr überschaubar ist. Für das Funktionieren des Systems, aber auch für Prüfinstanzen, müssen Zusammenhänge erkennbar bleiben.

Die IMS-Funktionen

Mit dem IMS-Software-Paket stehen die Programme für die Verwaltung der Daten und des
freien Speicherplatzes in den Datenbanken sowie die Hilfsfunktionen der Leitungs-
steuerung für die Datenfernverarbeitung, der Prioritätenvergabe für Abfragen, der
Warteschlangenverwaltung und eines kompletten Wiederanlaufverfahrens zur Verfügung.

Das Testmodell

Die Übernahme von Personaldaten aus vorhandenen EDV-Datenbeständen in eine PEDATIS-
Datenbank bedeutete den ersten Schritt für einen aktiven Einsatz des Systems. Diese
Aktion begann im September 1974 und war im Januar 1975 abgeschlossen.

Die mit Hochdruck geführte Entwicklungsarbeit führte bereits im April 1975 zu der
Entscheidung, den Online-Betrieb in der Praxis zu erproben. Dabei sollte auch die
räumliche Distanz vom Zentralrechner getestet werden.

Wegen der günstigen geographischen Lage wurde das Werk Salzgitter als "Testobjekt"
ausgewählt. Die Bewährungsprobe sollte ein halbes Jahr dauern; Teilnehmer waren die
zwei wichtigsten Partner im System, die Personalabteilung und die Betriebsbuchhal-
tung.

Neben der insgesamt neuen Arbeit mit dem Bildschirm galt es vor allem, ein neues
System der Anwesenheitserfassung für Lohnempfänger anzuwenden.

Im Oktober 1975 wurde aufgrund der insgesamt positiven Erfahrungen im Werk Salzgitter der stufenweise Einsatz von PEDATIS für alle Werke der VW AG genehmigt.

In dieser Phase erfolgte auch die Einweisung der Systemanwender. Der Betriebsrat war
von Beginn an in die PEDATIS-Entwicklung einbezogen. Die einzelnen Anwendungen erfolgten mit seinem Einverständnis, da sich die Wahrnehmung seiner Aufgaben in keiner
Weise eingeschränkt zeigte.

Die Installationsphase

Nach Beschaffung der Bildschirme und Steuereinheiten konnten im Mai 1976 Werk Braunschweig, im September 1976 Werk Hannover, im Februar 1977 Werk Kassel, im März 1977
Werk Emden und im April 1977 Werk Wolfsburg integriert werden.

Damit waren ganze zwei Jahre nach dem Start der Testphase verflossen.

Immerhin hatten im April 1977 bereits 100 Datenstationen direkten Zugriff zum zentralen Rechner. Bis zum Februar 1980 hat sich diese Zahl auf 224 Bildschirme und 16 Ein-
zelblattdrucker erhöht. Diese Ausweitung ist auf die sukzessive Steigerung des Dienst-
leistungsangebotes, der zunehmenden Anwenderzahl und der stärkeren Durchdringung der
Verwaltung mit Bildschirmen zurückzuführen. Die Anzahl der täglichen Anforderungen
hat sich im Februar 1980 auf ca. 50.000 eingependelt. Die Spitzenbelastung liegt
bisher bei über 67.000 Datenanzeigen an einem Tag.

Die eingesetzte Hardware

Kernstück der Installationen ist ein IBM-System 3033 mit 6 Megabytes Hauptspeicher-
kapazität, das unter MVS betrieben wird. Zur Speicherung der Personaldaten stehen
3,1 Milliarden Bytes Speicherkapazität im Direktzugriff zur Verfügung. Zwei Daten-
fernübertragungs-Steuereinheiten verbinden den Zentralrechner über - von der Post
angemietete - Standleitungen mit den Datenstationen in den Fachabteilungen und Werken. Die Datenfernübertragung erfolgt überwiegend mit einer Übertragungsrate von
9.600 Bit pro Sekunde (baud).

Bei den dezentralen Teilnehmern sind die Datenstationen lokal an Terminalsteuerein-
heiten angeschlossen. Die Bildschirme haben eine Kapazität von 1920 Zeichen. Die
Drucker werden wahlweise für den Ausdruck von Bildschirminhalten (Hardcopies) oder
in direkter Datenausgabe (Formblatt) eingesetzt, wobei die speziellen Druckausgaben
über Bildschirm auf bestimmten Druckern veranlaßt werden.

Datenschutz und Datensicherung

Sicherheitselemente im Systembetrieb gehören bei jedem Informationssystem zu den
Hauptforderungen, ganz besonders aber in der Datenfernverarbeitung und im Umgang
mit personenbezogenen Daten. Zu gewährleisten sind die permanente Betriebsbereit-
schaft, der reibungslose Wiederanlauf nach Betriebsunterbrechungen, die Sicherung des Datenbestandes gegen Zerstörung und Manipulationen, der Ausschluß unbefugten Zugriffs oder anderer Ereignisse, die schlechthin als Datenmißbrauch bezeichnet
werden.

Die Sicherheitselemente in PEDATIS sind daher sowohl vom Ziel eines möglichst stö-
rungsfreien Betriebs mitgeprägt worden, als auch von den berechtigten Erwartungen
der Mitarbeiter, daß die gespeicherten Daten ihrer Bedeutung entsprechend behandelt
werden.

Mit den Bildschirmeinheiten haben etwa 1000 Personen partiellen Zugriff zu PEDATIS.
Um die Benutzung des Systems unter Kontrolle zu halten, wurden neben der Protokollierung von Zugriffen und Veränderungen des Datenbestandes eine Reihe weiterer Maßnahmen zum Schutz der Daten getroffen.

Zugriffsicherung bei Terminalabfragen

Alle Bildschirme lassen sich mit Hilfe eines Schlüssels abschließen. Jeder Benutzer
muß sich gegenüber dem System durch Eingabe eines persönlichen Absenders identifizieren. Dieser Absender ist vertraulich und nur dem Benutzer bekannt, da er im
übertragenen Sinn einer Unterschriftsberechtigung für ein bestimmtes Sachgebiet
gleichkommt. Bei Eingabe in den Bildschirm wird dieser Absender nicht sichtbar.

Der Datenbestand selbst ist nach Personengruppen getrennt; die Zugriffsberechtigung
für Mitarbeiter ist, je nach Aufgabengebiet, auf bestimmte Gruppen beschränkt. Eine
Datenbank-Anforderung hat der Benutzer durch Eingabe einer bestimmten Formatnummer
und Personalnummer zu definieren. Im System wird nun geprüft, ob das angeforderte
Format auf diesem Bildschirm ausgegeben werden darf und ob der Absender berechtigt
ist, das spezielle Format für die angeforderte Personengruppe abzurufen. Erst wenn
diese Prüfungen mit positivem Ergebnis durchlaufen sind, erfolgt die Ausgabe des ge-
wünschten Bildformates.

Um dieses Prüfverfahren sicherzustellen und Änderungen, die sich auf die Zugriffs-
berechtigten hinsichtlich ihrer Abruferlaubnis auswirken, schnell handhaben zu

können, wurde eine spezielle Datenbank, die "Zugriffs-Datenbank", entwickelt, in
der alle Absender mit Berechtigungen und Bildschirme mit ihren Formaten gespeichert
werden. Zu dieser Datenbank haben nur zwei Personen Zugriffserlaubnis; der Zugriff
ist wegen seiner Bedeutung besonders abgesichert. Unerlaubte Anforderungen offenbart
das System sofort. Denn Rückweisungen werden unverzüglich auf dem Drucker einer zentralen Überwachungsstelle ausgedruckt. Das unbefugt benutzte Terminal kann lokali-
siert werden, so daß ein sofortiges Einschreiten der kontrollierenden Funktionen gewährleistet ist.

Protokollierung

Alle Datenzugriffe und -bestandsveränderungen werden protokolliert. Dies erfolgt
durch tägliche Auswertung des vom IMS geschriebenen Logbandes. Die Ausgabe erfolgt
aus wirtschaftlichen Gründen auf Mikrofiche. Folgende Angaben werden bei Datenbank-
zugriffen protokolliert: Datum der Abfrage, Uhrzeit, Bildschirm-Nummer, Absender,
Formatnummer der Anzeige.

Bei Änderung von Bestandsdaten werden zusätzlich zu vorgenannten Angaben erfaßt:
Änderungsdaten alt/neu, Datum der letzten Änderung und die Bemerkung, ob das Daten-
feld geändert oder gelöscht wurde, oder ob es sich um einen Zugang handelt.

Um die Verbindung zu früher erfolgten Bestandsveränderungen bei der Person sicherzustellen, wird das Datum der jeweilig voraufgegangenen Änderung des Bestandes gespeichert und im Protokoll ausgewiesen. Damit ist sichergestellt, daß jegliche Veränderung des Datenbestandes unter dieser Personalnummer mit geringstmöglichem Aufwand in die Vergangenheit zurückverfolgt werden kann.

Um Überlastungen und Kapazitätsschwierigkeiten rechtzeitig erkennen zu können, wird
die Auslastung der Datenstationen täglich ausgewertet. Die Aufzeichnung weist die
stündlichen Datenbankzugriffe, getrennt nach Anfragen und Änderungen, aus.

Zur Ermittlung der Programmauslastung und Frequenz des Datenbestandes wird eine
tägliche Formatstatistik erstellt.

Datenbestandssicherung (physischer Bestand)

Um den Datenbestand gegen Zerstörung zu sichern, erstellt das Rechenzentrum auf An-
weisung der Systemstelle Kopien des Datenbestandes. Der Rhythmus ist je nach Bedeu-

tung der Datenbestände unterschiedlich. Zu den weiteren Vorsorgemaßnahmen gehören
die komplette Nutzung der im IMS vorhandenen Möglichkeiten durch Auswertung des
Logbandes. Zusätzlich werden bei Erstellung von Datenbanken die Segmente je Datenbank und Personengruppe gezählt. Die Segmentzähler werden fortgeschrieben und kontrolliert.

Datenschutz (logischer Bestand)

Die Aufteilung des Datenbestandes in eine Vielzahl von Datenbanken trägt nicht zuletzt auch zur Erhöhung des Datenschutzes bei.

Die verschiedenen Datenbanken sind in Segmente untergliedert. Selbst bei Offenle-
gung eines solchen Datenbestandes wäre es nicht möglich, die richtigen Daten der
entsprechenden Person zuzuordnen, da die Dateninhalte nicht sequentiell und, soweit
überhaupt möglich, verschlüsselt gespeichert sind. Zur Erhöhung dieses ohnehin schon
sicheren Verfahrens wird die Speicherungsform gewechselt und die Datenbestandsdefini-
tion nicht veröffentlicht.

Vergleicht man den Sicherheitsgrad, der in PEDATIS verwirklicht wurde, mit der üb-
lichen Handhabung von Personaldaten, so sind zweifelsfrei Vorteile erkennbar. Damit
soll nicht der Stab über die frühere Vorgehensweise gebrochen werden. Vielmehr soll
zum Ausdruck gebracht werden, daß die Anwendung neuer Techniken nicht dazu führt,
daß der Mitarbeiter nachteilig betroffen ist. Die vielen Sicherungsmaßnahmen, die
hier geschildert sind, sollten genügen, um vom Gegenteil zu überzeugen.

Die Anwendungsbreite des Systems

Die eingangs geschilderte Forderung nach einer breiten Datenbasis hatte zur Folge,
daß praktisch alle mit Personalverwaltung oder -betreuung befaßten Fachbereiche
sich des Systems bedienen. Von der Einstellung über die Veränderung während des
Arbeitsverhältnisses bis zur Entlassung, von der Anwesenheitserfassung bis hin zur
Überweisung des Entgelts reicht das Spektrum, das mit dem Einsatz von PEDATIS beeinflußt wird.

Über 230 Bildformate wird die Online-Abwicklung heute ermöglicht. Einen kleinen,
aber aus der Sicht der Systementwickler wichtigen Schritt haben wir auch in Richtung Betriebsarzt gemacht.

Mit der Aufnahme von Daten der Vorsorgeuntersuchungen konnten die Vorteile von
PEDATIS auch diesem Bereich zugänglich gemacht werden.

Funktion und Effektivität betriebsärztlicher Module
in einem Personaldateninformationssystem

W. DAHLKE

(Aus dem Gesundheitsschutz (Leitender Werksarzt: Dr.med. H. Becker)
der Volkswagenwerk AG in Wolfsburg)

Nach dem Arbeitssicherheitsgesetz vom 12. Dezember 1973 (1) gehört es
u.a. zu den Aufgaben der Betriebsärzte, 'die Arbeitnehmer zu untersuchen, arbeitsmedizinisch zu beurteilen und zu beraten sowie die Untersuchungsergebnisse zu erfassen und auszuwerten'. Entsprechend den un-
terschiedlichsten gesundheitlichen Risiken, die die Arbeitswelt für
den einzelnen mit sich bringt, hat sich in der Arbeitsmedizin eine
Vielzahl gefährdungsspezifischer Vorsorgeuntersuchungen eingebürgert.
Zu ihrer leichteren Durchführung und Vereinheitlichung haben die Berufsgenossenschaften in Form ihrer Grundsätze für arbeitsmedizinische
Vorsorgeuntersuchungen (6) detaillierte Empfehlungen herausgegeben.
Soweit diese Vorsorgeuntersuchungen gesetzlich vorgeschrieben sind
(z.B. in verschiedenen Unfallverhütungsvorschriften der Berufsgenossenschaften (7), Arbeitsstoffverordnung (2), muß der Arbeitgeber über
die weitere Einsatzfähigkeit seiner Mitarbeiter einschließlich eventu-
eller Einschränkungen unterrichtet werden. Unter Wahrung der ärztlichen Schweigepflicht wird dem betrieblichen Vorgesetzten in diesen
Fällen mitgeteilt, ob gegen die Fortsetzung der gefährdenden Tätigkeit
'gesundheitliche Bedenken' oder auch 'keine gesundheitlichen Bedenken
unter bestimmten Voraussetzungen' bestehen, die dann zu benennen wären
(Abb. 1). Bei den gesetzlich vorgeschriebenen Untersuchungen hat das
ärztliche Urteil arbeitsrechtliche Konsequenzen, die auch ein Beschäf-
tigungsverbot implizieren kann.

Im Volkswagenwerk in Wolfsburg mit seinen derzeit 56 800 Beschäftigten
werden routinemäßig etwa 35 verschiedene arbeitsmedizinische Vorsorgeuntersuchungen durchgeführt. Zahlenmäßig stellt mit 13 760 (= 24 % der
derzeitigen Belegschaft) die Gruppe der im Sinne der Unfallverhütungsvorschriften (VBG 121) Lärmexponierten das größte Problem dar. Je nach
der verrichteten Arbeit muß sich der einzelne Werksangehörige evtl.
auch mehreren arbeitsmedizinischen Vorsorgeuntersuchungen, noch dazu
in oft sehr unterschiedlichen Intervallen, unterziehen.

<table>
<tr><td rowspan="6">Angaben zur Person der/des Versicherten</td><td colspan="2">Versicherungs-Nr. des Rentenversicherungsträgers:</td><td colspan="2">Tag Monat Jahr
|Geburtsdatum|</td><td colspan="2" rowspan="2">Arbeitsmedizinische Vorsorgeuntersuchungen

Ärztliche Bescheinigung</td></tr>
<tr><td colspan="2">Familienname</td><td colspan="2">Vorname</td></tr>
<tr><td colspan="2">Geburtsname</td><td colspan="2">Staatsangeh.</td></tr>
<tr><td colspan="4">Straße</td></tr>
<tr><td colspan="4">Postleitzahl und Ort</td></tr>
</table>

Anschrift des Arbeitgebers

Betriebs-Nr. des Arbeitsamtes:		Mitglieds-Nr. des Betriebes beim Unfallversicherungsträger		Nr. des Unfallversicherungsträgers
Name				
Straße				
Postleitzahl und Ort				

Krankenkasse

<table>
<tr><td rowspan="5">Angaben zum Beschäftigungsverhältnis</td><td>Einstellung am</td><td></td><td>Tag Mon. Jahr</td><td>entlassen am</td><td></td><td>Tag Mon. Jahr</td></tr>
<tr><td colspan="2">Einwirkung od. Tätigkeit</td><td colspan="2">Einwirkung od. Tätigkeit</td><td colspan="2">Einwirkung od. Tätigkeit</td></tr>
<tr><td colspan="2">Art der Tätigkeit</td><td colspan="2">Art der Tätigkeit</td><td colspan="2">Art der Tätigkeit</td></tr>
<tr><td colspan="2">Beginn dieser Tätigkeit</td><td colspan="2">Beginn dieser Tätigkeit</td><td colspan="2">Beginn dieser Tätigkeit</td></tr>
<tr><td colspan="2">Ende dieser Tätigkeit</td><td colspan="2">Ende dieser Tätigkeit</td><td colspan="2">Ende dieser Tätigkeit</td></tr>
</table>

<table>
<tr><td rowspan="4">Angaben zu früheren Beschäftigungsverhältnissen</td><td colspan="2">Einwirkung od. Tätigkeit</td><td colspan="2">Einwirkung od. Tätigkeit</td><td colspan="2">Einwirkung od. Tätigkeit</td></tr>
<tr><td colspan="2">Art der Tätigkeit</td><td colspan="2">Art der Tätigkeit</td><td colspan="2">Art der Tätigkeit</td></tr>
<tr><td colspan="2">Beginn dieser Tätigkeit</td><td colspan="2">Beginn dieser Tätigkeit</td><td colspan="2">Beginn dieser Tätigkeit</td></tr>
<tr><td colspan="2">Ende dieser Tätigkeit</td><td colspan="2">Ende dieser Tätigkeit</td><td colspan="2">Ende dieser Tätigkeit</td></tr>
</table>

Vom Arbeitgeber auszufüllen

Dieser Bogen kann wiederholt verwendet werden.
Auch können die Ergebnisse der Untersuchungen nach verschiedenen Grundsätzen eingetragen werden.

	Untersuchung nach Grundsatz G		Untersuchung nach Grundsatz G		Untersuchung nach Grundsatz G		Untersuchung nach Grundsatz G	
Angaben zur Untersuchung	Erstuntersuchung	1	Erstuntersuchung	1	Erstuntersuchung	1	Erstuntersuchung	1
	Nachuntersuchung	2	Nachuntersuchung	2	Nachuntersuchung	2	Nachuntersuchung	2
	nachgehende Untersuchung	3	nachgehende Untersuchung	3	nachgehende Untersuchung	3	nachgehende Untersuchung	3

Die Arbeitsmedizinische Vorsorgeuntersuchung am ____ Tag Monat Jahr

ergab:

keine gesundheitlichen Bedenken

keine gesundheitlichen Bedenken unter bestimmten Voraussetzungen*)

gesundheitliche Bedenken

dauernd

befristet bis*) ____

Nächste Untersuchung: ____ Monat Jahr

Datum der Bescheinigung:

Stempel und Unterschrift des Arztes

Vom Arzt auszufüllen

(The above four columns headed **Bestätigung für den Arbeitgeber** repeat identically across the four "Untersuchung nach Grundsatz G" panels.)

*) Bemerkungen (bitte hier Auflagen, einzuhaltende Bedingungen oder Nachuntersuchung bei Befristung eintragen):

<u>Programmaufbau</u>

In Anbetracht der personellen Fluktuation durch innerbetrieblichen
Arbeitsplatzwechsel, Versetzen in den Ruhestand, Entlassungen und den
Absentismus ist eine korrekte organisatorische Abwicklung nur mit Hilfe von Namenslisten und herkömmlichen Karteien nicht gewährleistet.
Auf der Suche nach einem geeigneten Datenverarbeitungssystem als
Hilfsmittel bot sich als günstigste Lösung ein Anschluß an das seit
1975 bestehende Personaldateninformationssystem (PEDATIS) der Volkswagenwerk AG (4) an. Diese Entscheidung ermöglichte die Nutzung vorhandener Einrichtungen und Erfahrungen bei gleichzeitig höchster Aktualität der Personaldaten als Basis für das arbeitsmedizinische Programm.

Zur Gewährleistung einer Einarbeitung und Überprüfung der Konzeption
auf ihre Praktikabilität werden schrittweise, beginnend mit den Lärmexponierten, die einzelnen zu überwachenden Gruppen in das System aufgenommen. Für die Erstaufnahme der Daten wird entsprechend dem bestehenden unterschiedlichen werksinternen, organisatorischen Ablauf das
jeweils günstigste Vorgehen gewählt. Die Lärmexponierten (5) wurden
an einem vorher vereinbarten Stichtag individuell mittels Lochkarte
erfaßt und im Batch-Verfahren in den Datenbestand eingespeichert. Für
die Träger von Atemschutzgeräten bildeten die laufend über das in der
werksärztlichen Abteilung aufgestellte Datensichtgerät mit Klar-
schriftdarstellung eingegebenen Untersuchungsergebnisse die Grundlage. Da Kranfahrer aufgrund der UVV (VBG) (7) zentral von der Abteilung 'Arbeitssicherheit' erfaßt werden, Bediener von Flurförderzeugen
(UVV Flurförderzeuge, VBG 12a) (7) dem 'Innerbetrieblichen Transport'
und Prüfer dokumentationspflichtiger Teile der 'Qualitätskontrolle'
unterstehen, können in diesen Fällen die Daten von dort direkt übernommen werden.

Jeder entsprechend exponierte/gefährdete Werksangehörige erhält im Datenbestand einen entsprechenden Index, der bei Veränderungen am Arbeitsplatz, Versetzungen, Neueinstellungen von der jeweils zuständigen Abteilung zu aktualisieren ist. Nach der Untersuchung werden Datum, Untersuchungsart (Erst- bzw. Eignungs-, Nach- bzw. Überwachungs-
untersuchung), Ergebnis (weitere Einsatzfähigkeit mit evtl. Einschränkungen), Untersuchungsintervall (Turnus) und Arztkurzzeichen über
Bildschirm eingegeben (Abb. 2).

```
ERLAEUTERUNGEN ZU DEN SYMBOLEN:
X = NUR DATENANZEIGEFELD
Y = DATENANZEIGEFELD MIT AENDERUNGSMOEGLICHKEIT IN DAS GLEICHE FELD
. = NUR DATENEINGABEFELD


14K  VORSORGE-UNTERS. LAERM      PERS-NR. X XXXXXXX  KST. XXXX X
     ENTLASSEN XX.XX.XX          NAME     XXXXXXXXXXXXXXXXXXXXXXXXXXXXXX

GEBURTS-DAT. XX.XX.XX  EINTR-DAT. XX.XX.XX    STAATS-ANG. XX XXXXXXXXXXXX
ANSCHRIFT    XXXX XXXXXXXXXXXXXXXXXXXXXXXXXXXXXXXXXXXXXXXXXXXXXXXXXXXXXXX
KOSTENST.    XX.XX.XX  KST.-IND.  XXXX X
TAETIGKEIT   XX.XX.XX  TTK-SCHL.  XXXX X  XXXXXXXXXXXXXXXXXXXXXXXXXXXXXXX
Z.ZT.MIT LAERM-IND. XXXX           .

EINGABE                                        I VERSCHLUESSELUNG
     DATUM   ART  ERGEB.  TURN.  ARZT  BEMERKUNG   I ART
     ..  ..  ..   .      .       .     ..    ............. I  E = EIGNUNGS-UNTERS.
                                               I  U = UEBERWACH-UNTERS.
ERFOLGTE UNTERSUCHUNGEN      STORNO POS.= .. .. .. .. .. I ERGEBNIS
   POS DATUM    ART  ERGEB.  TURN.  ARZT  BEMERKUNG   I 1 = GEEIGNET
   XX XX.XX.XX   X     X       X     XX   XXXXXXXXXXXXXX I 2 = BEDINGT GEEIGNET
   XX XX.XX.XX   X     X       X     XX   XXXXXXXXXXXXXX I 3 = BEFRIST.NICHT G.
   XX XX.XX.XX   X     X       X     XX   XXXXXXXXXXXXXX I 4 = DAUERND NICHT G.
   XX XX.XX.XX   X     X       X     XX   XXXXXXXXXXXXXX I
   XX XX.XX.XX   X     X       X     XX   XXXXXXXXXXXXXX I

FORTS.:  PERS-NR. . ........
         ANZEIGE WEITERE POS.=PF3  RUECKW.=PF4  ANZEIGE WEITERE UNTERS.=PF5
FEHLERNACHR. XXXXX XXXXXXXXXXXXXXXXXXXXXXXXXXXXXXXXXXXXXXXXXXXXXXXXXXXXXXXXXXXXXXX
```

Abb. 2 : Bildschirmanzeige für Vorsorgeuntersuchungen
nach der UVV 'Lärm'

Damit sind die Voraussetzungen geschaffen, noch vor Ablauf des jeweiligen Untersuchungsintervalles die werksärztliche Abteilung von der anstehenden erneuten Vorsorgeuntersuchung in Kenntnis zu setzen. Dies geschieht mittels eines maschinell erstellten Einbestellungsschreibens (Abb. 3), das von hier, um Datum und Uhrzeit zur fristgerechten Untersuchung vervollständigt, der Abteilung des betreffenden Werksangehörigen zugestellt wird. Ein Duplikat dieser Mitteilung verbleibt zur Kontrolle in der werksärztlichen Abteilung. Kommt der Exponierte zu der Untersuchung, so muß er das von seinem Vorgesetzten um bestimmte Angaben zu der individuellen Arbeitsplatzsituation (z.B. Lärmpegel, Seh-Arbeitsentfernung) ergänzte Original hier wieder abgeben. Damit erhält der Arzt nicht nur die Möglichkeit zu einer Überprüfung der Untersuchungserfordernis, sondern auch für die Beurteilung wichtige Hinweise über die ausgeübte Tätigkeit bzw. Belastung. Nach erfolgter Untersuchung wird das Formular abgeschlossen durch Einfügen von Untersuchungsdatum, -art (Erst- bzw. Nachuntersuchung), -ergebnis, neues Untersuchungsintervall in Jahren, Name und Anschrift des Arztes sowie evtl. Bemerkungen (z.B. bestimmte Einschränkungen der Einsatzfähigkeit). Es dient dann als Unterlage für die über Bildschirm in die Datenbank erfolgende Eingabe. Schließlich wird dieses hier nun nicht mehr benötigte Einbestellungsformular der für den untersuchten Werksangehörigen zuständigen Abteilung zur Information und Veranlassung evtl. erforderlicher Maßnahmen zugeschickt.

Interne Mitteilung

An: 1459-9   Datum: 31.12.79

Von: Gesundheitsschutz   WOLFSBURG   Hausruf: 6471
                                                    Unsere Zeichen:

Betrifft: Vorsorgeuntersuchung - D-Teil Prüfer

Wir bitten Sie,
HERRN FRIEDHART ▓▓▓▓ MUSTER

L 0▓▓▓ S2   am   um   Uhr

zum Gesundheitsschutz zu entsenden.

Dieses Schreiben ist mitzubringen!

Für Abteilung. (bitte zutreffendes ankreuzen bzw. ausfüllen)

Erforderliches Sehvermögen: Gruppe I◯ II◯ III◯

Sehentfernung beim Prüfen:_______cm

Falls der Termin nicht eingehalten werden kann, bitten wir um Rückruf.

Gesundheitsschutz

Diese Spalten werden vom Gesundheitsschutz ausgefüllt.

Eignungs-unters.	Überwach-unters.	nicht	befr.nicht	bedingt g e e i g n e t	geeignet	Turnus	Arzt	Bemerkungen

Abb. 3 : Maschinell erstellte Aufforderung zur Vorsorgeuntersuchung von Prüfern

Im Falle der Lärmvorsorgeuntersuchungen wird gleichzeitig mit dem Ein-
bestellformular ein Namensaufkleber (einschließlich Geburtsdatum, Na-
tionalität, Tätigkeitsbezeichnung) für den separaten Vordruck zur Be-
fundregistrierung erstellt. Werden hingegen die Befunde in der übli-
chen 'Patienten'-Kartei festgehalten, erübrigt sich diese Maßnahme.

Ergebnisse

Alle diese Daten können jederzeit von uns und auch von der Personalabteilung über Bildschirm abgerufen werden. Bei der Entlassung eines
Werksangehörigen lassen sie sich in Form der vorgeschriebenen Gesundheitskartei (mit chronologischer Auflistung der Daten aller vorliegenden ärztlichen Bescheinigungen) und ärztlichen Tauglichkeitsbescheini-
gungen (Abb. 1) ausdrucken und so pflichtgemäß der Berufsgenossenschaft
bzw. dem Entlassenen aushändigen.

Die Vorteile dieses Systems liegen auf der Hand, gewährleistet es doch
nicht nur eine termingerechte Einbestellung, sondern durch diesen Fort-
fall der manuell zu erstellenden Gesundheitskartei und ärztlichen Taug-
lichkeitsbescheinigungen auch eine wesentliche Vereinfachung der Ver-
waltungsarbeit. Seine Effektivität ist jedoch weitgehend von der lau-
fenden Aktualisierung (Pflege des Datenbestandes) abhängig, bei der es
leider immer wieder zu Pannen kommt (Abb. 4), mit der Folge unnötiger
Einbestellungen oder dem Unterlassen erforderlicher Untersuchungen.
Die Aktualisierung des Systems bezüglich der Lärmexponierten erfolgt
einmal durch die laufende Eingabe des Ergebnisses der im Rahmen der
Einstellungsuntersuchung durchgeführten spezifischen Erstuntersuchung
über den in der werksärztlichen Abteilung aufgestellten Bildschirm;
andererseits muß bei innerbetrieblichen Umsetzungen oder Veränderungen
am Arbeitsplatz der jeweils zuständige Betriebsabrechner bzw. betriebliche Vorgesetzte die notwendigen Informationen zur Pflege des Lärm-
Index an die Datenverarbeitung weiterleiten. Diese Vielzahl für die
Datenerfassung verantwortlicher Personen bringt natürlich in Bezug auf
eine homogene und exakte Registrierung der Lärmexponierten manche Probleme mit sich, die von werksärztlicher Seite nur schwer zu beinflus-
sen sind. So wird z.B. nach Durchführung technischer Maßnahmen zur
Lärmminderung oft vergessen, den Index der nun nicht mehr einem gehör-
schädigenden Schalldruck ausgesetzten Mitarbeiter löschen zu lassen.
Auch bei Umsetzungen auf einen anderen Arbeitsplatz wird die Lärmexpo-

sition nicht immer berücksichtigt. Eine angemessene Beachtung der arbeitsmedizinischen Überwachung ist nur durch ständige gezielte Aufklärung aller Beteiligten zu erreichen.

```
14k  VORSORGE-UNTERS. LAERM        PERS-NR.            KST. 1220 2
                                   NAME.
=================================================================================
GEBURTS-DAT. 11.10.29  EINTR-DAT. 14.01.70   STAATS-ANG. I  ITALIEN
ANSCHRIFT
KOSTENST.    01.01.75  KST.-IND.   1220 2
TAETIGKEIT   01.02.80  TTK-SCHL.   9379    SPEZIALREINIGER
Z.ZT. MIT LAERM-IND. JA
-----------------------------------------------------------------------------
EINGABE                                           I VERSCHLUESSELUNG
   DATUM   ART  ERGEB.  TURN.  ARZT  BEMERKUNG     I ART
   TT MM JJ  .     .       .     ..    .           I E = EIGNUNGS-UNTERS.
----------------------------------------------------I U = UEBERWACH-UNTERS.
ERFOLGTE UNTERSUCHUNGEN      STORNO POS:= .. .. .. .. ..  I ERGEBNIS
 POS DATUM    ART  ERGEB.  TURN.  ARZT  BEMERKUNG     I 1 = GEEIGNET
 01 13.02.80  U     4       0     RE    ARB.UNT.85 DB I 2 = BEDINGT GEEIGNET
 02 16.07.79  U     4       0     RE                  I 3 = BEFRIST.NICHT G.
 03 05.07.78  U     4       0     RE                  I 4 = DAUERND NICHT G.
 04 02.10.75  U     4       0     LU                  I
                                                     I
-----------------------------------------------------------------------------
FORTS.:  PERS-NR. . ........
         ANZEIGE WEITERE POS.=PF3  RUECKW.=PF4  ANZEIGE WEITERE UNTERS.=PF5
```

Abb. 4 : Bildschirmanzeige eines Werksangehörigen, der aufgrund des Ergebnisses der Lärm-Vorsorgeuntersuchung nicht mehr im Lärm-Bereich eingesetzt werden darf. Bis zu der leider erst nach Jahren erfolgenden Umsetzung und wegen der dann unterbliebenen Löschung des Lärm-Index wurden noch mehrere Wiederholungsuntersuchungen ausgelöst.

Im Falle von Mehrfach-Expositionen lassen sich die einzelnen Vorsorgeuntersuchungen entsprechend den jeweiligen Überwachungsintervallen miteinander kombinieren. Da die eingegebenen Daten auch der Personalabteilung über Bildschirm auf Abruf zur Verfügung stehen, sind von daher die Voraussetzungen für einen leistungsgerechten Einsatz gegeben. Ein Aufruf zur Erstuntersuchung vor Aufnahme einer bestimmten Tätigkeit ist aufgrund des Ablaufes des Systems allerdings nicht möglich.

Statistische Auswertungen mit Aufschlüsselung nach Abteilungszugehö-
rigkeit, Tätigkeitsart und Einsatzfähigkeit können ohne weiteres durchgeführt werden, wobei natürlich auch hier eine gemeinsame Betrachtung
gleichzeitig vorhandener unterschiedlicher Belastungen möglich ist.

Diskussion

Seit 1977 bedienen wir uns im werksärztlichen Bereich dieses Datenver-
arbeitungssystems (5). Das geschilderte Konzept hat sich bewährt und
unsere Erwartungen erfüllt, so daß Programmänderungen nicht vorzunehmen waren. Als nützlich im Sinne einer größeren Effektivität und Erleichterung der Arbeit erwies es sich nicht nur für den Werksarzt,
sondern insbesondere auch für das mit Verwaltungsaufgaben betraute
Hilfspersonal und den einzelnen betrieblichen Vorgesetzten; allerdings
ist es uns nicht möglich, diese Aufgaben als Kosten-Nutzen-Analyse zu
quantifizieren.

Aus dem Bundesdatenschutzgesetz ergaben sich keine besonderen zusätzlichen Probleme. In der werksärztlichen Abteilung wurden zwei Arzthelferinnen angelernt, um über den dort aufgestellten Bildschirm die Daten eingeben und abrufen zu können. Der Zugriff ist an eine vom Rechenzentrum vergebene Benutzernummer gebunden. Da keinerlei Befunde gespeichert werden, sondern nur vorgegebene Tauglichkeitseinstufungen,
konnte auch der Personalabteilung ein genereller Zugriff gewährt werden. Die Aufnahme der arbeitsmedizinischen Überwachung in das Informationssystem in dem geschilderten Umfang erforderte keine zusätzlichen
Datenschutz-Maßnahmen.

Unser Betriebsrat steht der Frage der arbeitsmedizinischen Vorsorgeuntersuchungen sehr aufgeschlossen gegenüber und begrüßte die mit der
Integration der arbeitsmedizinischen Überwachung in PEDATIS verbundene größere Effektivität, nachdem er der Einführung dieses Systems bereits früher grundsätzlich zugestimmt hatte. Der ständige Kontakt und
die eingehende Information des Betriebsrates über Planung und Aufbau
von PEDATIS konnten viele Bedenken ausräumen und manche Vorbehalte ab-
bauen. Zu dem Zeitpunkt unseres Anschlusses an das Informationssystem
war bereits eine Übereinstimmung erzielt worden, so daß sich, abgesehen von einer entsprechenden Unterrichtung, weitere Grundatz-Diskus-
sionen erübrigten.

Eine Komplettierung dieses arbeitsmedizinischen Überwachungssystems
ist ohne weiteres möglich und soll schrittweise erfolgen. Neben der
vollständigen Erfassung aller arbeitsmedizinischer Vorsorgeuntersuchungen soll es durch Koppelung an ein Programm zur arbeitsplatzbezogenen Kontrolle der im Werk eingesetzten gefährlichen Arbeitsstoffe
ergänzt werden. Hierdurch würde die Identifizierung von Arbeitnehmer-
gruppen mit spezifischen chemischen Belastungen wesentlich erleichtert
werden. Das von BARRETT und BELK (3) beschriebene rechnergestützte
arbeitsmedizinische Überwachungsprogramm der North Carolina Werke der
Western Electric Company ermöglicht darüber hinaus Zuordnung und Zu-
sammenstellung von Verhaltensmaßregeln sowie Speicherung der Berufs-
anamnese einschließlich aller Umweltbelastungen, verschlüsselter Diagnosen aufgrund ärztlicher Untersuchungen und der Arbeitsunfähigkeits-
zeiten. Außerdem führt die ausgedruckte Aufforderung zur Vorsorgeuntersuchung die jeweils notwendigen Maßnahmen (Anamnese, Labor- und
körperliche Untersuchungen) an. Dieses in drei Fabriken mit insgesamt
etwa 3 5oo Arbeitern und nur rund 6oo zu überwachenden Personen in-
stallierte System läßt sich in seiner Vollständigkeit nur schwer auf
ein Unternehmen von der Größe der Volkswagenwerk AG übertragen.

Zusammenfassung

Aufgrund gesetzlicher Vorschriften, allgemeiner arbeitsmedizinischer
Empfehlungen und werksinterner Regelungen muß der Werksarzt eine Vielzahl spezifischer Vorsorgeuntersuchungen durchführen. Die Untersuchungsintervalle sind recht unterschiedlich, ebenso variiert der Umfang des jeweils betroffenen Personenkreises. Um eine fristgerechte
Abwicklung und, bei vorhandener Mehrfach-Exposition, eine entsprechende Kombination einzelner Untersuchungen zu gewährleisten, wird die arbeitsmedizinische Überwachung schrittweise in das computerunterstützte
Personaldateninformationssystem der Volkswagenwerk AG integriert. Ausgehend von einer Basis ständig aktualisierter Personaldaten und Kenn-
zeichnung der spezifisch gefährdeten Werksangehörigen wird der Aufruf
zur arbeitsmedizinischen Vorsorgeuntersuchung vor Ablauf des Untersuchungsintervalles maschinell erstellt. Nach erfolgter Untersuchung
werden in der werksärztlichen Abteilung über Bildschirm Untersuchungsdatum, -art, -ergebnis, Zeitpunkt der nächsten Kontrolle und Kurzzei-
chen des untersuchenden Arztes eingegeben. Der Ablauf wird an einzelnen

Beispielen modellhaft beschrieben.

Dieses Vorgehen bringt eine wesentliche Vereinfachung der Verwaltungs-
arbeit bei gleichzeitig hoher Effizienz mit sich. Da Untersuchungsbefunde dort nicht gespeichert werden, wurde auch der Personalabteilung
eine direkte Zugriffsmöglichkeit eingeräumt, um entsprechend den ärztlichen Tauglichkeitsbeurteilungen einen leistungsgerechten Arbeitseinsatz vornehmen zu können.

Literatur

1   Arbeitssicherheitsgesetz (Gesetz über Betriebsärzte, Sicherheits-
     ingenieure und andere Fachkräfte für Arbeitssicherheit) vom
     12. Dezember 1973, § 3 Aufgaben der Betriebsärzte, BGBl. I,
     S. 1 884

2   Arbeitsstoffverordnung (Verordnung über gefährliche Arbeitsstof-
     fe) vom o8. September 1975, Anhang II, BGBl. I, S. 2 494

3   Barrett, C.D. and H.D. Belk: A Computerized Occupational Medical
     Surveillance Program
     J. Occup. Med. 19 (1977), S. 732

4   Bleil, J. und H. Korb: Das computerunterstützte Personaldaten-
     informationssystem der Volkswagenwerk AG
     IBM-Nachrichten 27 (1977), Heft 234, S. 23

5   Dahlke, W. und H. Korb: Integration der arbeitsmedizinischen
     Überwachung in ein bereits vorhandenes computerunterstütztes
     Personaldateninformationssystem (PEDATIS). Dargestellt am Bei-
     spiel der Lärm-Vorsorgeuntersuchungen
     Arbeitsmed., Sozialmed., Präventivmed. 14 (1979) Heft 5, S. 121

6   Hauptverband der Gewerbl. Berufsgenossenschaften e.V.:
     Berufsgenossenschaftliche Grundsätze für arbeitsmed. Vorsorge-
     untersuchungen,
     Stuttgart, 1974

7   Nordwestliche Eisen- und Stahl-BG: Unfallverhütungsvorschriften,
     Gesamtausgabe, Hannover, o.J.

Schrittweise Nutzung der EDV zur Erfüllung arbeitsmedizinischer
Aufgaben. Fünfjährige Erfahrungen und Zukunftsperspektiven
aus der Sicht des Werksarztes einer NE-Metallhütte

R. POTT
Ärztliche Abteilung der Norddeutschen Affinerie, Hamburg

Die Einführung eines einfachen Ablochbelegsystems (1975) zur Unterstützung der wachsenden werksärztlichen Aufgaben als erster Schritt

Als Werksarzt einer NE-Metallhütte betreue ich über 3ooo Mitarbeiter,
die sehr unterschiedlichen ergonomischen Belastungen unterliegen. Die
vorschriftsgerechte Abwicklung der Vorsorgeuntersuchungen sowie die
zuverlässige Information der Betriebe über die Untersuchungsergebnisse
schienen mir nur durch die EDV möglich. Publikationen über solche Systeme lagen nicht vor. Zunächst ohne die Mitarbeiter unserer EDV ent-
warf ich daher ein Konzept, das die mir wichtig erscheinenden Informationsschritte sicherstellte, eine mühsame, mehrere Monate dauernde
Arbeit, die sich aber gelohnt hat. o,9 Mannjahre Programmierarbeit
reichten zur Erstellung des Programms aus. Die Gesamtkapazität der arbeitsmedizinischen Datei beträgt 36oo Sätze zu 377 Bytes (3).

Für jeden Mitarbeiter des Unternehmens wurden in den arbeitsmedizinischen Datenspeicher neben Angaben zur Person und zum Arbeitsplatz die
ergonomischen Belastungskriterien (zum Beispiel Bleiexposition, Tätigkeit als Staplerfahrer, Träger von Atemschutzgeräten, Lärmexposition)
sowie andere arbeitsmedizinisch relevante Tatbestände (Ausbildung in
Erster Hilfe, Tetanusimpfung, Schwerbehinderter) aufgenommen. Zu den
verschiedenen Kriterien wurden die Daten der letzten und der zukünfti-
gen Untersuchung sowie die Ergebnisse (z.B. 'Keine Bedenken') der arbeitsmedizinischen Vorsorgeuntersuchungen eingegeben. Aus dem Datenspeicher werden monatlich die etwa 4oo Einladungen zu Vorsorgeuntersuchungen, anderen Nachuntersuchungen und Tetanusimpfungen gedruckt.
Außerdem werden die Bescheinigungen über arbeitsmedizinische Vorsorgeuntersuchungen in Form von Aufklebern gedruckt, die an die Betriebe
verteilt werden. Für jeden Mitarbeiter wurden ferner eine Gesundheits-
karteikarte gedruckt, in die jeweils die Aufkleber als Ergebnisse der

arbeitsmedizinischen Vorsorgeuntersuchungen eingeklebt werden. Im Jahre 1979 wurden insgesamt 3o82 Vorsorgeuntersuchungen über dieses System abgewickelt. Die notwendigen Kodierungen erfordern jeweils nur
einen minimalen Zeitaufwand, da nur wenige Zahlen in die Ablochbelege
eingetragen werden müssen.

1975 wurde nach entsprechender Vorbereitung in der Werkszeitschrift -
Gespräche mit dem Betriebsrat hatten zuvor stattgefunden - das System
eingeführt. Sein Aufbau, seine Funktion sowie Gedanken über den zweck-
mäßigen Umfang eines solchen Systems wurden veröffentlicht (1, 2).

Nach Überwindung der ersten Schwierigkeiten arbeitete das System vom
ersten Monat an zufriedenstellend. Der Nutzen stellte sich überra-
schend schnell ein. Seitens der Belegschaft kam es zu keiner einzigen
negativen Reaktion. Die Einladung zu den Vorsorgeuntersuchungen erfolgt jeweils in der Landessprache, auch besondere Hinweise auf der
Einladungskarte. Fünf Sprachen sind programmiert. Die Abwicklung der
Untersuchungen wird durch Druck der erforderlichen Parameter erleichtert. Die Kodierung des Untersuchungsergebnisses geschieht mit wenigen
Zahlen und sichert die Informationen der Betriebe und die Terminwah-
rung im Datenspeicher.

Kritischer Rückblick 5 Jahre nach Einführung des Systems

Unser arbeitsmedizinisches Programm wird monatlich gefahren. Hierdurch
kommt es manchmal zu unerfreulich hohen Verzögerungen bei Einladungen
und betrieblicher Information. Zudem ist das medizinische Personal
durch den ständigen Korrekturdienst bei Neueinstellungen, vor allem
aber bei den sehr zahlreichen internen Betriebswechseln, belastet. In
all diesen Fällen müssen gegebenenfalls neue Kriterien mit Untersu-
chungsterminen eingegeben, andere gelöscht werden. Die hierzu unumgängliche Parallelarbeit Ablochbeleg: Karteikarte ist zeitraubend.

Daneben haben wir ursprünglich eine sehr geringe Speicherkapazität gewählt. So ist jeweils für ein bestimmtes Belastungskriterium nur die
letzte Untersuchung im Speicher aufgehoben (nur bei Lärm werden 6 Untersuchungen aufbewahrt). Auch ist jeweils nur der aktuelle Arbeitsplatz im Datenspeicher. Frühere Arbeitsplätze können nur aus der medizinischen Karteikarte entnommen werden, in die bei jedem Betriebs-

wechsel ein entsprechender Vermerk eingetragen wird.

Der empfindlichste Nachteil ist aber der fehlende direkte Zugriff zum
Speicher. So unterstützt uns die EDV zwar bei der Abwicklung unseres
Untersuchungsprogramms und bei den notwendigen Informationsschritten.
Sie hilft uns aber nicht in der täglichen betriebsärztlichen Praxis;
sie vermittelt keine Transparenz über die ergonomische Situation, über
frühere Arbeitsplätze, über medizinisch relevante Einzelaspekte der
einzelnen Mitarbeiter.

Hier sei darauf hingewiesen, daß es erhebliche Unterschiede in der Organisationsform werksärztlicher Abteilungen gibt. Die werksärztliche
Sprechstunde, bei der es sich nicht um die Behandlung von Mitarbeitern
sondern um Konsultationen handelt, die sich aus mehr oder weniger aku-
tem Anlaß, vielfach im Zusammenhang mit den Arbeitsbedingungen oder
Einwirkungen am Arbeitsplatz ergeben, spielt in vielen und auch in unserem Unternehmen eine große Rolle. Hier fließen Informationen auf den
Werksarzt zu, die für seine Effektivität im Unternehmen sehr bedeutsam
sind. Hier gründet sich auch Vertrauen, die wichtigste Basis für eine
gedeihliche ärztliche Arbeit in der Industrie. Es ist einleuchtend,
daß unterschiedliche Organisationsformen notgedrungen zu unterschiedlichen betrieblichen Informationssystemen führen müssen. Eine Standar-
di sierung solcher Informationssysteme dürfte deshalb schwer zu ver-
wirklichen sein.

Der Übergang auf Bildschirmverarbeitung
als zweiter Schritt und Systemerweiterung

Die oben aufgeführten Schwächen sollen mit diesem Schritt beseitigt
werden. Der Werksarzt, der nach dem Flirt mit dem Computer nun auch
den Flirt mit dem Bildschirm beginnt, muß sich die unbequeme Frage
stellen lassen, ob ihn hier nicht sein Spieltrieb nach einem neuen
Medium greifen läßt. Es soll deshalb begründet werden, welche Vorteile für die ärztliche Tätigkeit, für die Qualität der arbeitsmedizinischen Betreuung, aber auch für das Unternehmen zu erwarten sind. Denn
über Erfahrungen mit der Bildschirmverarbeitung können wir noch nicht
berichten. Die Hoffnung, mit einer Nutzenvorausschätzung nicht zu ir-
ren, könnten wir allenfalls aus den sehr positiven Erfahrungen des
oben skizzierten ersten Schrittes ziehen.

Eine erste Klippte ist aber offensichtlich: Das Umsteigen auf die komplizierte Technik mit wesentlich größerer Speicherkapazität kostet Programmierzeit. Wann in einem Unternehmen dem Werksarzt Programmierkapazität zur Verfügung gestellt wird, hängt sicher wesentlich davon ab, ob wichtigere Objekte zur Zeit da sind oder nicht. Ich weiß auch von anderen Kollegen, daß aus durchaus anzuerkennenden Motiven - meist sind es Rationalisierungsüberlegungen - anderen Programmen vielfach der Vorzug vor dem ärztlichen Bereich gegeben wird. Auf der Suche nach einem Ausweg kam uns der Gedanke, einen Mitarbeiter der ärztlichen Abteilung nach entsprechender Vorbildung mit Programmieraufgaben zu betrauen. Glückt dieses wichtige Experiment, so wäre die ärztliche Abteilung auch hinsichtlich späterer Programmpflege teilweise 'autark'.

Spricht man mit Kollegen über den Bildschirm im Sprechzimmer, so hört man vielfach Bedenken gegen dieses technische Element, das die Arzt-Patient-Begegnung belasten könnte. Diese Bedenken wird man gegenüber der Belegschaft ausräumen müssen. Dies dürfte angesichts der noch aufzuzählenden Möglichkeiten und Vorteile, Vorteile auch für die Mitarbeiter, keine unüberwindlichen Schwierigkeiten bereiten.

Funktion der jetzt angestrebten Bildschirmverarbeitung im werksärztlichen Alltag

Die Entlastung des ärztlichen Personals von Doppelarbeiten, von zeitraubenden Karteieintragungen stellt nur einen Teilaspekt dar. Auf der anderen Seite wird nämlich vom ärztlichen Personal eine höhere Qualifikation erwartet werden müssen. Die Mitarbeiter der ärztlichen Abteilung, auch die Werksanitäter, werden lernen, den Bildschirm unter anderem darüber zu befragen, ob bei einem sie zufällig aufsuchenden Betriebsangehörigen demnächst Vorsorgeuntersuchungen ausgeführt werden müssen.

Dem Werksarzt bietet der Bildschirm den Vorteil, mit einem Blick die ergonomische Belastungssituation und die Arbeitsvorgeschichte eines Mitarbeiters zu übersehen. Dies ist besonders in Betrieben mit hohem Ausländeranteil ein Vorteil und bringt einen Zeitgewinn für die wesentlichen ärztlichen Aufgaben.

Das jetzt angestrebte System würde eine erweiterte Erfassung von Daten mit sich bringen und damit eine wesentlich größere Speicherkapazität erfordern. Dennoch ist nicht daran gedacht, die Vielzahl medizinischer Untersuchungsbefunde und Labordaten dem Speicher zuzuführen. Diese Vielzahl medizinischer Erhebungsdaten sperrt sich ja, wenn man einmal von einer normierten Untersuchung größerer Kollektive absieht, der Verdatung in einem EDV-System, weil die Übertragung der nahezu unbegrenzt möglichen Variablen in ein starres System nur unter erheblichem zusätzlichen Zeitaufwand realisierbar ist. Und fragt man nach dem Nutzen einer solchen Überführung in abrufbare Speicher, so fällt die Antwort zu schwer, um die Mühsal einer solchen Globalverdatung auf nicht absehbare Zeit auf sich zu nehmen.

Dem Bildschirm wären allerdings nicht nur ergonomische Belastungskriterien sowie die dazugehörigen Vorsorgeuntersuchungen der letzten Jahre mit Ergebnissen zu entnehmen, sondern auch medizinisch relevante Tatbestände, die uns in der Sprechstunde Hinweise geben, auf welche Besonderheiten unbedingt geachtet werden sollte. Hier ist an einen einfachen Buchstabencode gedacht, dem sowohl medizinisch relevante Ergebnisse der Vergangenheit, bleibende Diagnosen als auch einzelne anormal gefundene Parameter entnommen werden könnten. In der Praxis weichen ja vielfach einige wenige Kennzeichnungen zur Charakterisierung des Allgemeinzustandes und spezieller Belastungs- oder Risikofaktoren aus. Eine rasche Bildschirmabfrage hilft Zeit zu sparen und ruft uns bisher Auffälliges in Erinnerung. Zusammen mit den Arbeitsplatzdaten und den dazugehörigen ergonomischen Tatbeständen ergibt sich somit aus dem Bildschirm oft schon ein erster Überblick, der den Untersuchungsgang erleichtert, auf das Wesentliche hinweist und im Interesse eines leistungsgerechten weiteren Arbeitseinsatzes Kriterien finden hilft. Im Spezialfall toxikologischer Belastungen können Ergebnisse des biologic monitoring im Speicher fixiert werden (z.B. Blutbleispiegel). Es wäre ein leichtes, sich bei gleichartig exponierten Personengruppen einen Überblick über die toxikologische Belastung zu verschaffen, was hilfreich für arbeitshygienische Aussagen und Vorschläge wäre.

Dieses System wäre jederzeit erweiterungsfähig, was besonders deshalb wichtig erscheint, weil wir in den nächsten Jahren mit zahlreichen neuen Vorschriften und Verordnungen rechnen müssen. Hier sei an die im Entwurf vorliegende UVV 'Schutzmaßnahmen bei Umgang mit krebserzeugenden Arbeitsstoffen', an die Arbeitsstoffverordnung, aber auch an

die in Vorbereitung befindlichen EG-Richtlinien (z.B. Blei) erinnert.
Im Falle der erwähnten UVV wird es ein An- und Abmeldeverfahren von
exponierten Personen geben, für das bestimmte Formblätter vorgeschrieben werden. Diese Formblätter und auch der vorgeschriebene Untersuchungsbogen, der gegebenenfalls der Berufsgenossenschaft zu überstel-
len ist, müssen fehlerfrei ausgefüllt werden, was der noch zu erwäh-
nende dezentrale Drucker übernehmen könnte.

Die berufsgenossenschaftlichen Grundsätze für arbeitsmedizinische Vorsorgeuntersuchungen geben den stereotypen Hinweis, daß nach einer Erkrankung von länger als 6 Wochen oder mehrmaliger Erkrankung innerhalb
von 6 Monaten eine Vorstellung beim ermächtigten Arzt erforderlich ist,
der zu überprüfen hat, ob Bedenken gegen die Fortsetzung der bisherigen Tätigkeit oder Exposition bestehen. Der Adressat dieser Vorschrift
ist zwar der Unternehmer, doch werden die Untersuchungen und vielfach
auch deren Organisation und Terminierung durch die ermächtigten Ärzte
durchgeführt.

Hier wäre eine rasche Bildschirmkontrolle in Zweifelsfällen nützlich,
um nach solchen Erkrankungen einerseits den Einsatz eines Mitarbeiters
abzufragen, andererseits einen Überblick über die zuletzt durchgeführten Vorsorgeuntersuchungen zu bekommen. Zweifellos wäre es hier von
großem Wert, wenn auch die Ausfallzeiten durch Krankheit, Unfall oder
Heilverfahren für einen gewissen Zeitraum (2 bis 3 Jahre) abrufbar
wären. Diese Zeiten werden in vielen Betrieben EDV-mäßig erfaßt, so
daß eine Zuordnung zur Einzelperson unschwer möglich wäre. Auch hier
würde uns also die EDV bei der Erfüllung einer gültigen Vorschrift
helfen.

Als wertvolle Ergänzung des beschriebenen Systems streben wir die Installation eines dezentralen Druckers in der ärztlichen Abteilung an.
Dieser würde zu vielfältigen Aufgaben herangezogen, wenn auch nicht
daran gedacht ist, das gesamte Druckprogramm dezentral abzuwickeln. Da
unser bisheriges Programm monatlich gefahren wird, erreichen manche
Informationen die Empfänger mit einer zu großen Zeitverschiebung. Hier
könnte der eigene Drucker wichtige Einladungen in der Landessprache
ohne Verzug erstellen.

Als weiteres Beispiel sei auf die EG-Bleirichtlinie hingewiesen, die kürzlich dem Ministerrat übergeben wurde. Hier wird vorgeschrieben, daß bei einer Überschreitung der festgesetzten biologischen Grenzwerte der Mitarbeiter und der Betriebsrat informiert werden müssen. Auch diese Information - ggf. in der Landessprache - ließe sich über den Drucker unverzüglich sicherstellen. Auf die zuverlässige Information der Mitarbeiter, die mit gefährlichen Arbeitsstoffen umgehen, wird in der Zukunft zunehmendes Gewicht gelegt werden müssen. Da es auch eine Aufgabe der Betriebsärzte ist, darauf hinzuwirken, daß sich alle im Betrieb Beschäftigten den Anforderungen des Arbeitsschutzes und der Unfallverhütung entsprechend verhalten, könnten die erforderlichen Schritte mit Hilfe eines eigenen Druckers sichergestellt werden.

Die Erfahrung lehrte uns, daß nur selten Formulare, wenn sie einmal eingeführt waren, wieder eingestellt wurden. Wir müssen vielmehr damit rechnen, daß in der Zukunft neben jetzt schon vorgeschriebenen Dokumentationen neue Vorschriften auftauchen werden, die wertvolle Arbeitskräfte zeitraubend binden. Hier könnte der Drucker Schreibkräfte ersetzen. Als Beispiel sei die stereotype Kopfleiste der Formblätter erwähnt, auf denen Ergebnisse der arbeitsmedizinischen Vorsorgeuntersuchungen dem Arbeitgeber mitgeteilt werden. Die gleiche Kopfleiste befindet sich auf dem Untersuchungsbogen 'Allgemein' sowie auf den An- und Abmeldeformularen für diejenigen Personen, die während ihres Berufslebens einer Einwirkung durch kanzerogene Arbeitsstoffe unterliegen oder unterlegen haben. Das gewissenhafte Ausfüllen dieser Formblätter ist unerläßlich, da diese Dokumente einer zentralen Erfassungsstelle zugeführt werden sollen.

Bei dieser Gelegenheit sei auf eine Besonderheit der eben erwähnten Abmeldung hingewiesen. Es sollen nach dem Entwurf für den abzumeldenden Mitarbeiter die Zeiten der Einwirkung festgehalten werden sowie Einzelheiten der Arbeitsplatzmessungen im exponierenden Zeitraum. Zur Sammlung und Auswertung bietet sich die EDV an.

Bei Entlassung eines Mitarbeiters könnten die gespeicherten Daten im eigenen Drucker zur Verwahrung in der ärztlichen Kartei ausgedruckt oder elektronisch gespeichert werden. Auch könnten die täglich eingegebenen Kodierungen zu Korrektur- und Verwahrungszecken am Ende des Arbeitstages ausgedruckt werden.

Ein Blick in den Entwurf der zweiten Änderungsverordnung zur Arbeitsstoffverordnung, Stand Januar 1980, zeigt uns, daß es im werksärztlichen Bereich in Zukunft vermehrt nötig sein wird, schriftlich Informationen über die durchgeführten Untersuchungen weiterzugeben. Im § 18
(4) heißt es, daß dem Arzt aufgegeben ist, unter anderem dem Arbeitgeber schriftlich zu empfehlen, den Arbeitsplatz zu überprüfen und die
nach ärztlicher Ansicht notwendig erscheinenden Maßnahmen zu treffen,
wenn nach dem Untersuchungsergebnis der Untersuchte infolge der Ar-
beitsplatzverhältnisse gefährdet ist. Auch soll er dem Arbeitnehmer
schriftlichempfehlen, sich bestimmten medizinischen Maßnahmen zu unterziehen, wenn nach dem Untersuchungsergebnis der Untersuchte gesund-
heitlich gefährdet ist und dieser Gefährdung durch die empfohlenen
medizinischen Maßnahmen begegnet werden kann. Und schließlich soll der
Arzt dem Arbeitgeber und dem Arbeitnehmer schriftlich mitteilen, welche Bedingungen eingehalten werden müssen, damit die nach dem Untersuchungsergebnis bestehenden Bedenken entfallen. Schließlich hat der
Arzt auch die bisher schon übliche Bescheinigung über die Vorsorgeuntersuchung schriftlich zu erteilen.

Noch einmal zur EG-Bleirichtlinie, die kurz vor der Verabschiedung
steht: Überschreiten die Ergebnisse die festgelegten Grenztwerte (sowohl biologische als Arbeitsplatzgrenzwerte), so werden die betreffenden Arbeitgeber und Arbeitnehmer sowie deren Vertreter im Betrieb unverzüglich darüber unterrichtet.
Man kann natürlich alle diese schriftlichen Benachrichtigungen durch
Schreibkräfte abwickeln. Eleganter und sicher auf die Dauer billiger
wird aber zweifellos die Abwicklung über die EDV sein.

Auch die Betriebe würden von einem dezentralen Drucker profitieren. So
wäre es möglich, Listen zu drucken, auf denen arbeitsmedizinische Aussagen über exponierte Kollektive gemacht würden. Als Beispiel seien
die Bleibetriebe aufgeführt, denen der aktuelle Stand der Blutbleiwer-
te in Listen ausgedruckt werden könnte. Die ärztliche Schweigepflicht
und der Datenschutz sind bei solchen Informationen natürlich zu beachten.

Eine Kosten-Nutzen-Vorausschätzung ist schwierig. Wir vermuten aber,
daß auf dem folgenden Wege eine recht große Einsparung von Arbeitszeit
der Mitarbeiter möglich sein wird. Wir wissen, daß im Jahr etwa 3o.ooo
bis 4o.ooo Kontakte zwischen Mitarbeitern einerseits und ärztlichem

und Sanitätspersonal andererseits stattfinden. Bei diesen Kontakten handelt es sich oft um Geringfügigkeiten, die aber dadurch zu Buche schlagen, daß Mitarbeiter für eine gewisse Zeit ihren Arbeitsplatz aus diesem Grunde verlassen. Es ist vorhersagbar, daß ein nicht kleiner Teil dieser Mitarbeiter demnächst zu einer Vorsorgeuntersuchung oder Kontrolluntersuchung aus anderem Grunde ansteht. Ob dem aber so ist, kann zur Zeit nur der ärztlichen Kartei entnommen werden, eine zeitraubende Prüfung, die heute fast immer unterbleibt. Hier könnte eine rasche Bildschirmabfrage, die ja auch im Verbandszimmer oder im Vorzimmer des Arztes erfolgen würde, die notwendige Information bewirken und damit die anstehende Untersuchung veranlassen. In einem Werk, das auf eine Fläche von über einem km^2 angesiedelt ist, schlagen Wege und Wartezeiten durchaus zu Buch, so daß wir wahrscheinlich zu niedrig schätzen, wenn wir eine jährliche Einsparung von tausend Arbeitsstunden voraussagen.

Im Gegensatz zum bisherigen System würden wir Wert darauf legen, auch entlassene Mitarbeiter über eine längere Zeit im Speicher aufzubewahren. Da wir außerdem nicht nur die letzte Vorsorgeuntersuchung für ein jeweiliges Kriterium, sondern deren mehrere aufbewahren wollen, läßt sich aus dem Speicher mühelos eine Statistik über die durchgeführten Untersuchungen drucken, wie sie die Berufsgenossenschaft verlangt.

Als ein möglicher Weg, dezentral eine gewisse Selbständigkeit neben der zentralen EDV zu erlangen, bietet sich unter anderem das Programm IBM 52 8o an. Es ist bemerkenswert, daß dieses System konzipiert wurde gerade für Fachabteilungen und Außenstellen, wie sie letztlich ja auch der arbeitsmedizinische Dienst darstellt. Der Vorzug dieses Systems ist, daß es sich um ein intelligentes Datensystem handelt mit einem ausbaufähigen Benutzerspeicher bis zu 16o K-Bytes.

Das Systemsteuerprogramm und die Programmunterstützung wurden insbesondere für eine einfache Programmierung und Installation und eine leichte bedienerfreundliche Anwendung entwickelt (so heißt es in den Unterlagen des Herstellers). Ein Drucker kann angeschlossen werden, mit dem mühelos die in der ärztlichen Abteilung erforderlichen Informationsschritte sichergestellt werden können. In Verfolgung unserer Idee, einen Mitarbeiter der ärztlichen Abteilung mit Programmieraufgaben zu betrauen, ist der Hinweis des Herstellers interessant, daß die Benutzer sich mit Hilfe einer programmierten Unterweisung leicht

im Selbststudium mit der Theorie des neuen Systems vertraut machen kön-
können. Hier ist sicher nicht nur an ausgebildete Programmierer gedacht, sondern an Bereiche, die bisher keine größere EDV-Erfahrung
haben.

Gründe für den Verzicht auf die Globalspeicherung

Nach wie vor wollen wir auf die 'perfekte Lösung' verzichten. Unter
dieser 'perfekten Lösung' verstehe ich die Aufnahme aller anamnesti-
scher und Untersuchungsdaten in den Datenspeicher. Ich bin mir bewußt,
daß eine solche perfekte Lösung heute bereits in mehreren Systemen
praktiziert wird. Zweifellos ist sie teuer, zeitraubend und belastet
Ärzte und Personal in einer Weise, die ich für die praktische Arbeitsmedizin der Gegenwart für unvertretbar halte. An dieser grundsätzlichen, ausführlich begründeten (1, 2) Ansicht wird sich nichts ändern.
Es scheint uns nicht vertretbar, nach dem Motto zu verfahren: Datensamm-
lung so umfassend wie möglich: wer weiß, wozu es einmal gut ist! Diese
vage Aussicht kann als Rechtfertigung für eine außerordentlich zeit-
und kraftraubende Globaldokumentation nicht akzeptiert werden. Es mag
medizinische Bereiche geben, wo eine solche Dokumentation sinnvoll ist.
Das dürfte besonders bei einheitlichem Untersuchungsprogramm oder
einem Krankengut der Fall sein, das in einer bestimmten Richtung untersucht wird. Einmal eingeführt, würde die Globaldokumentation den
Arzt und seine Mitarbeiter zwingen, regelmäßig und unaufhörlich alles
Erfragte und Gefundene zu verdaten, anstatt die Essenz unserer Untersuchungen auf die einfachste Art - und das ist vielfach noch handschriftlich! - niederzulegen. Ärztliches Fragen, Untersuchung, Denken
und Handeln sind Integrationsschritte im Großhirn des Arztes. Gefragt
ist unser Sachverstand und unser Urteil. Dieses wirkt in den Betrieb
hinein und beeinflußt den weiteren Arbeitseinsatz des Mitarbeiters.
Wie es zu diesem Urteil kam, ist bisher unserer Papierdokumentation
zu entnehmen.

Es wäre sicherlich wissenschaftlich interessant, gewisse Häufigkeiten
und Variationen statistisch auszuwerten. Aber wir müssen uns fragen,
ob wir hierzu die Zeit haben. Aus meiner Sicht als Werksarzt eines
mittleren Betriebes muß ist diese Frage verneinen.

Es mag Behörden geben, die zu einem anderen Urteil kommen und entsprechend verfahren. Unterschiedliche Betriebsstrukturen und Expositionen dürften zu unterschiedlichen Strategien führen. Der Verzicht auf die Globaldokumentation wird nicht nur den Widerspruch derjenigen auslösen, die sich für eine umfassende Datenverarbeitung entschieden haben. Ernst zu nehmen ist der Vorwurf, mit diesem Verzicht auch auf epidemiologische Möglichkeiten verzichten zu müssen. Aber müssen hier nicht Prioritäten gesetzt und dann nach bestem Wissen und Gewissen entschieden werden? Ist es vertretbar, einem Ziel in ferner Zukunft durch Blockierung unserer und unserer Mitarbeiter Arbeitszeit zu dienen, wenn solche Blockierung zu Lasten unserer Aufgaben hier und heute führt? Sinkende Ressourcen werden auch an werksärztlichen Abteilungen nicht spurlos vorübergehen. Der Weg zur Erfüllung der Globalverdatung rücksichtslos Personal aufzustocken, verbietet sich aus Gründen redlicher Haushaltsführung.

Unsere Unternehmen und unsere Belegschaften erwarten von uns aber nicht in erster Linie die Anlage von Datenbanken, auch wenn diese in ferner Zukunft - vielleicht! - den einen oder anderen Nutzeffekt haben könnten. Sie erwarten Einsatz, Beratung in Tagesfragen, Zuwendung in Krankheits- und Lebensfragen, ärztlichen und arbeitsmedizinischen Sachverstand usw. usw. Jeder Praktiker weiß, daß werksärztliche Effizienz auf diesem breiten Spektrum gründet. Sie gilt es zu verteidigen, auch gegenüber den Verlockungen eines modernen Mediums.

Hier ist vermutlich auch Widerspruch der EDV-Experten zu erwarten. Ein System wie das hier geschilderte hat immer noch soviel EDV-fremdes, daß es unserer ganzen Überzeugungskunst bedarf, den richtigen Weg zu zeigen und durchzusetzen. Um die Schnittstelle zwischen EDV-System und konventioneller Papierorganisation werden wir schwerlich herum kommen. Und damit wird es auch immer Doppelarbeit geben, gleich, ob diese nun handschriftlich, durch Aufkleben oder durch Versand von Einladungen und Listen abzuwickeln ist. Diese Systemschwächen sollten uns aber nicht allzusehr stören, entzieht sich doch unser übriges, breit gefächertes Wirken in einem arbeitsmedizinischen Alltag fast vollständig der Möglichkeit einer Verdatung.

Was nun die Epidemiologie betrifft, so sollte nicht vergessen werden, daß es jederzeit möglich ist, prospektive Studien anzulegen und über Jahrzehnte zu verfolgen. Dieses geschieht jetzt mit der zentralen Er-

fassung von Personen mit kanzerogener Belastung; und natürlich war es
auch schon früher möglich, retrospektiv Personengruppen zu untersuchen,
die bestimmten Belastungen unterlegen hatten: Unsere arbeitsmedizinische Forschung wird durch solche Studien auch in Zukunft befruchtet
werden, und wir wollen uns gerne an ihnen beteiligen.

Anregungen und Ausblick

Abschließend seien eine Warnung und wenige Anregungen ausgesprochen.
Die Warnung davor, das rechte Maß zu verlieren, richtet sich besonders
an Instanzen, die Verordnungen und Gesetze erlassen. Mögen solche Vorschriften auch noch so gut gemeint sein: Wenn sie nicht mit den Reali-
täten vor Ort in Einklang zu bringen sind, werden sie sich über kurz
oder lang zum Schaden der arbeitenden Menschen auswirken.

Angeregt werden soll zu einer Kooperation der Werksärzte untereinan-
der. Die betrieblichen Strukturen und die angestrebten Ziele können
nicht so unterschiedlich sein, daß es nicht möglich wäre, einige gemeinsame Programme zu erarbeiten, wodurch Zeit und Geld gespart werden
könnten. An die wissenschaftlichen Gesellschaften richtet sich die An-
regung, dieses Bemühen zu fördern und zu unterstützen, allerdings auch
die Bitte, scheinbar systemfremde Elemente zu tolerieren, wenn es
nicht anders geht. Wir sind auf die Zusammenarbeit mit diesen Experten
unbedingt angewiesen und für Hilfe jedweder Art dankbar. Die Unternehmen von der Zweckmäßigkeit, ja Notwendigkeit dieser neuen Medien zu
überzeugen, wird nicht immer leicht sein.
Hilfreich werden Publikationen über erfolgreich praktizierte Systeme
sein, an denen es zur Zeit noch mangelt.

Wenden wir uns abschließend noch einmal dem Begriff werksärztlicher
Effizienz zu: Sie gilt es zu verteidigen, auch gegenüber einem evtl.
infiltrierenden Wachstum unserer EDV-Systeme. Die EDV soll uns helfen,
angesichts wachsender bürokratischer Anforderungen unseren Freiraum zu
bewahren, damit wir ihn zum Nutzen unserer Belegschaft, zum Nutzen des
einzelnen Menschen in unserem Sprechzimmer und am Arbeitsplatz verwenden können.

Auf die - lösbare - Problematik des Datenschutzes wird innerhalb dieses Referates nicht eingegangen. Es versteht sich aber von selbst, daß

nur eine Lösung eingeführt werden kann, die sich streng innerhalb gesetzlicher Vorschriften bewegt.

<u>Literatur</u>

1   Pott, R.: Arbeitsmedizinische Überwachung in einem Metallhütten-
     werk mit Hilfe der EDV.
     Zbl. f. Arbeitsmedizin u. Arbeitsschutz <u>25</u>, 198-2o5, 1975

2   Pott, R.: Betrachtungen nach 2 Jahren arbeitsmedizinischer Über-
     wachung in einem Metallhüttenwerk mit Hilfe der EDV.
     Zbl. f. Arbeitsmedizin u. Arbeitsschutz <u>27</u>, 233-238, 1977

3   Osterhof, A.: Arbeitsmedizinische Überwachung mit Hilfe der EDV
     in einem Hüttenwerk
     IBM-Nachrichten 26/1976, 115-119, Heft 23o

Das Modell WISPAS

H.R. DÖCKE, F. EGGELING
Niedersächs. Sozialministerium, Hannover

1. Begriffserläuterung

WISPAS heißt Werksärztliches Informationssystem für prophylaktischen
Arbeitsschutz.

2. Zielfunktion von WISPAS

Die Erfahrung zeigt, daß insbesondere in Zeiten eines großen Arbeits-
kräfteangebotes vorgeschädigte Arbeitnehmer nur schwer einen Arbeitsplatz finden. Ohne daß es arbeitsmedizinisch zwingend wäre, neigen Unternehmen dazu, für alle Arbeitsplätze - unabhängig von ihren Anforderungen - möglichst Arbeitnehmer einzustellen, die keinerlei medizinische Einschränkungen aufweisen. Diese Strategie wird zweifellos auch
dadurch mitbestimmt, daß den Unternehmen bis heute eine Übersicht über
die gesundheitlichen Anforderungen jedes Arbeitsplatzes und das Leistungsvermögen jedes Arbeitnehmers fehlt und daß vor WISPAS insbesondere keine operationale Methode entwickelt wurde, eine Kompatibilitäts-
prüfung zwischen Arbeitsplätzen und Arbeitnehmern unter arbeitsmedizinischen Gesichtspunkten vorzunehmen. Das Modell WISPAS, das im Rahmen
eines arbeitsmedizinischen Forschungsvorhabens entwickelt wurde, hat
drei wesentliche Ziele:

1. Der Werksarzt soll über ein DV-gestütztes Informationssystem ver-
    fügen, das es ihm erlaubt, differenzierte, d.h. auf konkrete ar-
    beitsmedizinisch relevante Arbeitsbedingungen bezogene Eignungs-
    aussagen zu treffen.

2. Die ärztliche Schweigepflicht muß gewahrt bleiben, auch gegenüber
    der Personalabteilung und den übrigen Verantwortlichen des Ar-
    beitseinsatzes.

3.   Letztlich soll jeder Arbeitnehmer seiner medizinischen Eignung
     entsprechend eingesetzt werden, d.h. gesundheitliche Risiken und
     Leistungseinbußen infolge arbeitsmedizinischer Fehlbesetzungen
     sollen durch Selektion möglichst auf Dauer vermieden werden.

Damit erfüllt das Modell WISPAS die drei wesentlichen Ziele, die auch
das Arbeitssicherheitsgesetz realisieren will.

3.   Betriebliche Situation der Datenerfassung

In vielen Unternehmen werden Arbeitnehmer vom Werksarzt allgemein auf
ihre Eignung untersucht und anschließend von der Personalabteilung
konkreten Arbeitsplätzen zugewiesen. Arbeitsplatzwechsel erfolgen häufig ohne Beteiligung des Werksarztes. Eine solche Organisation birgt
die Gefahr, daß Arbeitnehmer unter spezifischen Belastungen beschäftigt werden, ohne daß ihre arbeitsmedizinische Eignung dafür untersucht worden wäre.

Für eine generelle Lösung muß davon ausgegangen werden, daß der Werksarzt die konkreten Belastungen jeden Arbeitsplatzes nur dann übersehen
kann, wenn die Belastungen ihm nach einem einheitlichen Konzept syste-
matisch dokumentiert zur Verfügung stehen.

In Zusammenarbeit mit Werksärzten und Refa-Fachleuten ist deswegen für
WISPAS ein Formblatt zur Dokumentation arbeitsmedizinisch relevanter
Einflußfaktoren entwickelt worden (Abb. 1).

Zu der Abbildung, die einen Auszug aus dem Erhebungsbogen darstellt,
soll nur auf zwei Dinge an dieser Stelle hingewiesen werden:

    im wesentlichen werden die notwendigen Funktionsfähigkeiten
    der für die Arbeitsleistung relevanten Organe (im weitesten
    Sinne) erfaßt,

    daneben die Belastung der Organe und die Risiken am Arbeitsplatz.

Mein zweiter Hinweis gilt der differenzierten Feststellung der Arbeits-
platzmerkmale.

ARBEITSMEDIZINISCH RELEVANTE EINFLUSSFAKTOREN	ARBEITSPLATZPROFIL .(TRANSFORMIERTES GES.H.PRL.) .(KOMPATIBILITÄTSPRÜFUNG)
Funktionsfähigkeit der **Extremitäten und Sinnesorgane** 1 1111 Hand rechts .... 1237 Uneingeschr.Gesichtsfeld	nicht notwendig wünschenswert notwendig
Beanspruchung der Extremitäten **und Gelenke** 2 2111 Hand rechts statisch 2211 Hand rechts dynamisch .... 2271 Rumpf dynamisch	gar gelegent- überwie- aus- nicht lich gend schließ
Allgemeine körperliche **Beanspruchung** 3 3111 Liegen 3112 Sitzen .... 3255 Schieben/Ziehen über 5o kg	gar gelegent- überwie- aus- nicht lich gend schließ
Umgebungsbedingte **Einflußfaktoren** 4 4111 Ungenügende Beleuchtung .... 4218 Fremdkontrolle	gar gelegent- überwie- aus- nicht lich gend schließ
Zeitbedingte Einflußfaktoren 5 5111 Normalschicht .... 5119 Unregelm.Arbeitspausen	gar gelegent- überwie- aus- nicht lich gend schließ
Notwendige Schutzkleidung 6 6111 Schutzhelm .... 612o Schutzanzug	nein ja
Unfallrisiken, Erkrankungs- **risiken, Kalorienverbrauch** 7 7111 Erhöhte allgem.Unfallgefahr .... 81oo BK-Nummer .... 91oo Arbeitskalorien (Kcal/8h)	nein ja

Abb. 1

Im Prinzip sind drei Antwortgruppen zugelassen:

1.   Ja/Nein bzw. Zahlenwerte

2.   nicht notwendig

      notwendig

      wünschenswert

3.   gar nicht

      gelegentlich

      überwiegend

      ausschließlich .

D.h., es gibt je nach Merkmal entweder 2, 3 oder 4 Antwortmöglichkeiten. Dies ist hervorzuheben, weil es für die DV-Lösung bedeutend ist, die im Mittelpunkt der Ausführungen stehen soll.

Für die Erfassung der anamnestischen und Befunddaten existieren bei den Werksärzten sehr divergierende Dokumentationsschemata. Es wurde oft die Auffassung vertreten, daß ein einheitliches Erfassungskonzept für alle Werksärzte, unabhängig von der Branche des Unternehmens nicht zu realisieren sei. Die standardisierte Dokumentation des Gesundheitsprofils, d.h. von Anamnese und Basisbefunden, die der Werksarzt dokumentiert, ist in Zusammenarbeit mit Werksärzten verschiedener Unternehmen entwickelt und getestet worden (Abb. 2):

```
ANAMNESTISCHE UND MEDIZINISCHE DATEN
                                                   PAT/AN          ARZT
GESUNDHEITSFRAGEBOGEN
o1 Mein Hinweg zur Arbeit dauert          -1Std.   1-2Std.   ü.2Std
....                                      ich weiß Nein/Ja   zZfrüher  häu-
o7 Kurzartmigkeit bei Treppensteigen      nicht                        fig
....                                      ich weiß Nein/Ja   zZfrüher  häu-
37 Müssen Sie oft Tabletten einnehmen     nicht                        fig

BASISBEFUNDE                       vorwiegend
o1 Konstitutionstyp                schlankwüchsig  muskulär  rundwüchsig
....
o3 Augen                   Ja    Nein
   Volle Sehschärfe                       einäugig blind Brillenträger ...
   ohne Glas
....
12 Extremitäten obere      rechts  links
   Amputation                             Unterarm   Oberarm
                                          Hand       Finger

( ZUSATZUNTERSUCHUNGEN
   11 Urin         Erythrozyten  / Leukozyten /  ...
   ....
   61 Hörvermögen       Werden 6o db (A) bei 4ooo Hz gehört? )
```

Auch zu dieser Abbildung, die einen Ausschnitt aus den Erhebungsvordrucken darstellt, nur einige Hinweise:

Die anamnestischen Daten sind auf das arbeitsmedizinisch notwendige und sinnvolle Maß reduziert. Es ist vorgesehen, daß der Arbeitnehmer selbst einen Teil der vorgedruckten Antworten kennzeichnet und sich damit auf die Untersuchung einstellt. Die Reihenfolge der Basisbefundung sichert eine zügige Untersuchung durch den Werksarzt; die vorgedruckten Antworten gewährleisten, daß relevante Befunde 'abge checkt' werden.

4. Organisation der Datenverarbeitung mit WISPAS

Die Abbildung 3 zeigt die drei Ebenen der Datenverarbeitung:
- Input
- Speicherung und -Transformation- und
- Output.

Input sind einerseits die arbeitsmedizinisch relevanten Einflußfaktoren der Arbeitsplätze (kurz: Arbeitsplatzprofile) und andererseits die medizinischen Daten der Beschäftigten (kurz: Gesundheitsprofile).

Herzstück von WISPAS sind das Transformationsprogramm und das Kompatibilitätsprogramm.

Das Transformationsprogramm übersetzt die medizinischen Daten in Eignungsaussagen, die dann mit dem Kompatibilitätsprogramm auf ihre Vereinbarkeit mit den Belastungsfaktoren konkreter Arbeitsplatzprofile verglichen werden. Als Ergebnis entsteht für jede einzelne Prüfung, d.h. für jeden beliebigen Vergleich eines Gesundheitsprofils mit einem Arbeitsplatzprofil, eine differenzierte Eignungsaussage für jeden einzelnen Belastungsfaktor. Dabei ist entscheidend, daß die jeweilige Aussage entweder 'geeignet' oder 'ungeeignet' oder 'beschränkt geeignet' lautet.

WISPAS ist kein Entscheidungsmodell, sondern darauf angelegt, dem Werksarzt Entscheidungshilfe zu bieten. Den Extremantworten 'geeignet' und 'nicht geeignet' liegen Sachverhalte zugrunde, die zweifelsfrei sind. Für die übrigen denkbaren Kombinationen ist die Aussage 'beschränkt geeignet' vorgesehen.

INPUT
WERKSARZT
Zusatzbefund
Basisbefund
Gesund-
heits-
frage-
bogen
A
B
C
ARBEITSPLATZ-
BEWERTUNG
Arbeitsmed.
relevante
Einflußfaktoren
Arb.Pl.1
2
3
4
5
6
SPEICHERUNG
+
TRANSFORM.
Gesundheitsprofil AN1
Gesundheitsprofil AN..
TRANS-
FORMA-
TIONS-
PRO-
GRAMM
Transf.Ges.h.Prof. AN1
Transf.Ges.h.Prof. AN..
Arbeitsplatzprofil 1
Arbeitsprofil ...
KOMPATIBILITÄTSPROGRAMM
OUTPUT
GP
AN1
Aggregiert.
GP AN1
NUR FÜR
WERKSARZT
Eignungs-
profil
Welche AN
sind für 1
Arb.Platz
geeignet ?
TGP
APP
Arb.Pl.1
Aggregiert.
APP
Arb.Pl.1
Eignungs-
profil
Welche Arb.
Plätze sind
für 1 AN
geeignet ?

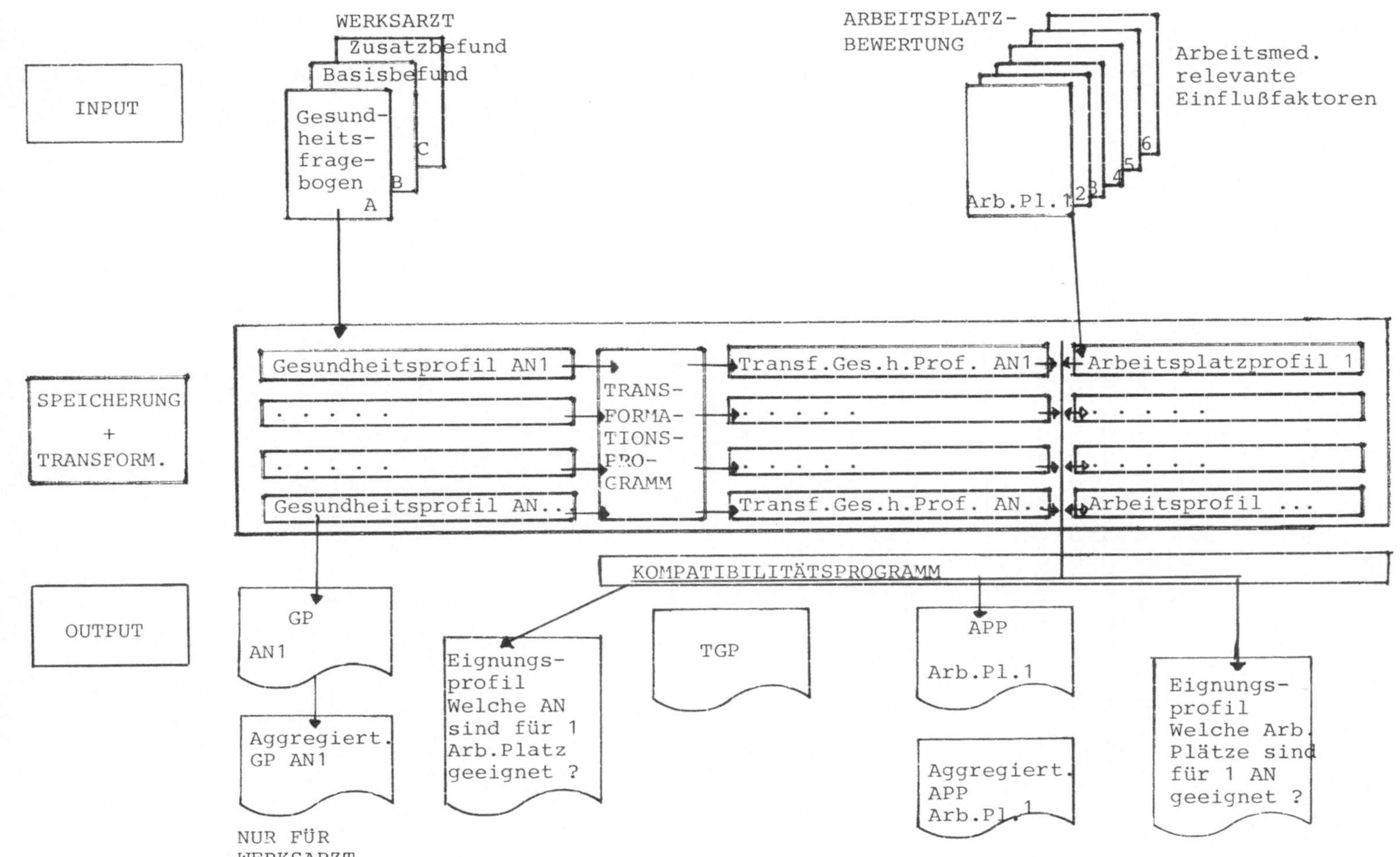

WISPAS Abb. 3

5.   <u>Zum Transformationsprogramm</u>

Für ein vollständiges Transformationsprogramm muß jede mögliche medizinische Information, die das Konzept des Gesundheitsprofils zuläßt,
mit jeder Ausprägung jedes Belastungsfaktors des Arbeitsplatzprofils
abstrakt auf Verträglichkeit geprüft werden. Bei rund 15o möglichen
Basisbefunden und etwa 45o Einflußfaktoren, einschließlich ihrer Ausprägungen, ergeben sich allein schon 67.5oo Entscheidungen. Dabei sind
die anamnestischen Daten und Datenkombinationen noch nicht berücksichtigt, die gewünschte dreifache Differenzierung der Eignungsaussagen
(geeignet, beschränkt geeignet, ungeeignet) würde die ermittelte Zahl
entsprechend vervielfachen.

Das Transformationsprogramm war deshalb nur zu lösen, wenn es gelingen
würde, die Zahl der theoretisch möglichen Kombinationen bzw. Entscheidungen drastisch zu reduzieren.

Für WISPAS wurde folgende Lösung, wie in Abbildung 4 dargestellt, gefunden:
1.   Die Aussage 'ungeeignet' für eine bestimmte Ausprägung heißt
      'beschränkt geeignet' für die nächst schwächere und 'geeignet'
      für die noch schwächere. Dies ist sachlogisch vertretbar.
      Konkret heißt das, wer z.B. für ausschließliches Stehen unge-
      eignet ist, ist beschränkt geeignet für überwiegendes Stehen
      und geeignet für nur gelegentliches Stehen.

2.   Positive Aussagen sind entbehrlich. Sie ergeben sich als Rück-
      schluß, wenn keine negativen Aussagen auftreten.

3.   Für Einflußfaktoren, die nicht vorliegen ('nein', 'nicht not-
      wendig', 'gar nicht'), sind Eignungsaussagen entbehrlich.

Aus diesen Prämissen ergibt sich, daß die Eignungsaussagen von theoretisch 12 auf 4 reduziert werden können, ohne daß ein Informationsverlust auftritt.

TRANSFORMATIONSPROGRAMM
REDUKTION DER EIGNUNGSAUSSAGEN

(am Beispiel von 4 Merkmalsausprägungen)

EINFLUSS-FAKTOR EIGNUNGS-AUSSAGEN	AUS-SCHLIESS-LICH	ÜBER-WIEGEND	GELEGENT-LICH	GAR NICHT
GEEIGNET	1	2	3	4
BESCHRÄNKT GEEIGNET	5	6	7	8
UNGEEIGNET	9	1o	11	12

1. ▭ notwendige Eignungsaussagen

2. Vorgabe: 'UNGEEIGNET' für eine bestimmte Ausprägung, heißt 'BESCHRÄNKT GEEIGNET' für die nächst schwächere Ausprägung

$$9 \ (AU) \ \hat{=} \ 6 \ (\ddot{U}B)$$
$$1o \ (\ddot{U}U) \ \hat{=} \ 7 \ (GB)$$

3. Positive Eignungsaussagen (1, 2, 3, 4) sind entbehrlich, da sie sich ergeben, wenn keine negativen auftreten.

4. Wenn Einflußfaktoren nicht vorliegen (4, 8, 12), ergeben sich dafür auch keine Einschränkungen.

WISPAS Abb. 4

6. Zum Kompatibilitätsprogramm

Durch die arbeitsmedizinischen Eignungsaussagen wird der Leistungsbereich definiert, für den der betroffene Arbeitnehmer nicht geeignet ist. Als Pendant dazu wird beim Arbeitsplatzprofil der Anforderungsbereich dokumentiert. Unverträglichkeiten liegen vor, wenn sich der Anforderungsbereich und der Bereich der Leistungseinschränkung überschneiden. Je nach dem Umfang der Überlagerung ergibt sich eine beschränkte Eignung oder ein Eignungsausschluß.

7. Zur DV-Lösung (Abb. 5)

KOMPATIBILITÄTSPROGRAMM

-Formalisierung der
Eignungsaussagen und der
Anforderungsabstufungen

EIGNUNG:	nicht vorhandener Leistungsbereich	= 1
	vorhandener - " -	= O
ANFORDERUNG:	nicht vorhandene Anforderung	= O
	vorhandene - " -	= 1

AM BEISPIEL mit 4 Ausprägungen:

		A	Ü	G
ANFORDERUNG:	ausschließlich	11	11	11
	überwiegend	OO	11	11
	gelegentlich	OO	OO	11
	gar nicht	OO	OO	OO
EIGNUNG:	gelegentl. ungeeignet	11	11	11
	überwiegend ungeeignet	11	11	1O
	ausschließl. ungeeignet	11	1O	OO
	ausschließl. beschr.geeignet	1O	OO	OO

BEISPIEL:

```
ANFORDERUNG: Ausschließl.    11 11 11
                             xx xx xx
EIGNUNG:     Überw.ung.      11 11 10
             1.)             11 11 10    =  2.)  5
```

| Verfahren: | 1.) Stellenweise multiplizieren |
| | 2.) 'waagerecht' addieren |

Interpretation: O = UNEINGESCHRÄNKT GEEIGNET

1 = BESCHRÄNKT GEEIGNET

2 u.mehr = UNGEEIGNET

Abb. 5

Die Abbildung 5 zeigt die Formalisierung der Eignungsaussagen des
übersetzten Gesundheitsprofils bzw. der Anforderungen des Arbeitsplatzprofils. Dabei gilt als Konvention, daß beim transformierten Gesundheitsprofil der nicht vorhandene Leistungsbereich mit 1 und beim
Arbeitsplatzprofil der Anforderungsbereich mit 1 gekennzeichnet werden. Die Einzelheiten des Aufbaus der Bitstrings, die miteinander verglichen werden, können in der Kürze dieses Vortrages nicht dargestellt
werden. Sie sind in den Publikationen von EGGELING nachzulesen und
leicht nachzuvollziehen. Im Ergebnis ist es so, daß nach dem Umfang
der Überlagerung von nicht vorhandenem Leistungsbereich und Anforderungsbereich der Grad der Leistungseinschränkung bestimmt wird. In der
genannten Publikation ist der Nachweis geführt, daß für jede beliebige
Kombination von Anforderung und Eignung das jeweils logisch richtige
Ergebnis ermittelt und ausgegeben wird.

Formal geschieht dieser Abgleich dadurch, daß die Bitstrings Stelle
für Stelle multipliziert und die Quersumme des Ergebnisses interpretiert wird. Bei $\emptyset$ liegt keine Eignungseinschränkung vor, beim Ergebnis
1 ist die Eignung beschränkt, alle höheren Werte werden als ungeeignet
interpretiert.

8.   Schlußbemerkung

1.   WISPAS ist keine 'Laborlösung', sondern von Anfang an mit Prak-
      tikern konzipiert.

2.   WISPAS ist erfolgreich getestet, die Ergebnisse sind publiziert.

3.   WISPAS erfüllt in hervorragendem Maße die Forderungen des Daten-
      schutzes.

4.   WISPAS hat eine generelle Logik, die seine Erweiterung zu einem
      allgemeinen Personalinformationssystem ermöglichen.

5.   Je mehr die werksärztlichen Dienste konzentriert werden und je
      mehr damit die Kenntnis der Arbeitsbedingungen schwindet, desto
      notwendiger ist die sorgfältige Dokumentation von Arbeitsplatz-
      belastungsfaktoren, wie sie WISPAS vorsieht.

6.   Bei einem gespaltenen Arbeitsmarkt auf dem ältere und behinderte Arbeitnehmer wegen pauschal er Vorurteile hinsichtlich ihrer
Leistungsfähigkeit in erschreckendem Maße benachteiligt werden,
kommt es entscheidend darauf an, das Leistungsvermögen ausreichend differenziert zu erfassen und alle Möglichkeiten eines
Arbeitseinsatzes vollständig zu prüfen. Beides ermöglicht WISPAS.

III.   KÜNFTIGE ENTWICKLUNG
BETRIEBSÄRZTLICHER INFORMATIONSSYSTEME
UND GESELLSCHAFTLICHE ASPEKTE

Vorsitz:

G. WAGNER, Heidelberg
G. SOKOLL, Bonn

DIE BASF-STUDIEN I - III ALS AUSGANGSPUNKT
FÜR ARBEITSMEDIZINISCHE INFORMATIONSSYSTEME
IN DER BASF AKTIENGESELLSCHAFT

Aus dem Bereich Arbeitsmedizin und Gesundheitsschutz
der BASF Aktiengesellschaft, Ludwigshafen/Rhein
(Leitung: Prof. Dr.med. A.M. Thiess, Arbeitsmed. Direktor)
der Abteilung Datenverarbeitung
Naturwissenschaftliche Informatik
(Leitung: Dipl.-Math. H. Bakemeier)
und dem
Institut für Dokumentation, Information und Statistik
am Deutschen Krebsforschungszentrum, Heidelberg
(Direktor: Prof. Dr.med. G. Wagner)
von

A.M. THIESS, H. HOCHADEL, R. LINK, G. WAGNER

Herrn Prof.Dr. Matthias SEEFELDER zu Ehren seines 6o. Geburtstages
gewidmet.

1. Einleitung

Die Thematik 'Die BASF-Studien I - III als Ausgangspunkt für arbeitsmedizinische Informationssysteme in der BASF Aktiengesellschaft' soll
in folgenden Abschnitten dargestellt werden:

1. Einleitung
2. Vorgehen bei den BASF-Studien I-III
3. Was haben wir daraus gelernt?
4. Wo stehen wir jetzt?
5. Datenabruf/Verfügbarkeit der Daten
6. Weitere Planung arbeitsmedizinischer Informationssysteme.

Für die Datenerfassung müssen zwei Fragen beantwortet werden:
-   Welche Daten sollen in die Dokumentation aufgenommen werden?
    Diese Entscheidung muß der ärztliche Experte, in unserem Falle
    der Werksarzt, treffen.

-   Wie uns nach welchen Kriterien sollen die Daten erfaßt und co-
    diert werden?
    Diese Problemlösung ist Aufgabe des EDV-Fachmannes. Eine gute

Dokumentation sollte praxisnah, einfach, nicht kostenaufwendig
und hinsichtlich einer effektiven Auswertung angelegt sein.

2. Vorgehen bei den BASF-Studien

Bei der Dokumentation der BASF-Studien I-III (7, 8, 9) stand die Erfassung großer Datenmengen bei einer Belegschaftszahl von rund 5o.ooo
Mitarbeitern im Vordergrund.

Zielsetzung dieser Dokumentation war eine optimale Erkennung von Ge-
sundheitsschädigungen bei den an den Screening-Untersuchungen beteiligten Mitarbeitern. Mitberücksichtigt werden mußte der lange Ziet-
raum, in dem die Untersuchungen durchgeführt wurden, auch war von Anfang an eine Veröffentlichung der Studien vorgesehen.

Die Erfahrungen aus der Studie I - Diabetes und Nierenkrankheiten -
von 1968 sind in die Studie II - Sehvermögen -- von 1969 und in die
Studie III - Hypertonie - von 1974 eingegangen. Die Datenerfassungs-
bögen der 3 Studien dokumentieren die zunehmende Verbesserung der Belege hinsichtlich einer EDV-gerechten Erfassung.

Die Datenerfassung der BASF-Studie I - Diabetes und Nierenkrankheiten - 8 Werte pro Proband - wurde noch manuell mittels Vermerken auf
dem Verpackungsdeckel der Urinbehälter (Abb. 1) und Strichlisten für
33.356 Beteiligte durchgeführt. Für die Berechnung von statistischen
Tests wurden die von Hand gebildeten Summen in den Rechner eingegeben.

```
┌─────────────────────────────────────────────────────┐
│  Zuname:              Vorname:                       │
│  Geschlecht:          Geburtsdatum                   │
│  Betrieb:                                            │
├──────────────────────────────────────────────┬──────┤
│  Bitte kreuzen Sie das Zutreffende an:       │      │
│  Haben Sie erhöhten Blutdruck?      ja  O    │nein O │
│  Sind Sie zuckerkrank?              ja  O    │nein O │
│  Sind oder waren Sie nieren-                 │      │
│  oder blasenkrank?                  ja  O    │nein O │
└──────────────────────────────────────────────┴──────┘
```

Abb. 1: Dokumentation BASF-Studie I

Für die BASF-Studie II - Sehvermögen - wurden pro Proband 52 Werte erfaßt (6 Daten zur Identifikation, 29 Anamnese-Fragen, 17 Untersuchungswerte). Der Umfang der Daten von 3o.942 Untersuchten war nur noch mit EDV zu bewältigen. Der Untersuchungsbogen (Abb. 2) wurde deshalb schon als Ablochbeleg gestaltet. Nach Abschluß der Untersuchungen wurden die aufgenommenen Daten in die Lochspalten übertragen.

Für die Felduntersuchung der BASF-Studie III - Hypertonie - 37.4o4 Teilnehmer - waren zwar nur 1o Untersuchungswerte pro Proband zu erfassen; die Auswertung mußte jedoch innerhalb 14 Tagen durchgeführt werden, weil sie die Grundlage für die Auswahl der Nachuntersuchungs-kollektive war. Mit den hier eingesetzten Klarschriftbelegen (Abb. 3) konnte die gesamte Datenerfassung auf einem IBM-Belegleser in einem Tag durchgeführt werden.

Die Datenerfassung für die rund 4.773 Teilnehmer der Nachuntersuchung wurde wie bei der BASF-Studie II durchgeführt. Bei der Auswertung konnten alle Angaben der untersuchten Mitarbeiter aus den Personal-stammbändern übernommen werden. Erstmals wurde die EDV auch als Orga-nisationshilfe eingesetzt, d.h. auf den Klarschriftbelegen der Feld-untersuchung waren die Daten zur Identifikation schon in maschinell lesbarer ORC-A-Schrift vorgedruckt. Für die Teilnehmer an der Nachun-tersuchung wurden Adressenaufkleber für die Benachrichtigungsschrei-ben und Aufkleber mit den Daten zur Identifikation für den Untersu-chungsbogen (Abb. 4) mittels EDV gestellt.

<u>Ergebnisse der BASF-Studien</u>

Vorsorgeuntersuchungen auf Diabetes und NIerenerkrankungen in der che-mischen Großindustrie - BASF-Studie I
Nach Belastung mit 5o g Glukose wurde in 2.929 von 33.356 Harnproben (= 8,8 %) eine Glukosurie festgestellt. Von jeweils 1o Personen mit deutlicher Glukosurie über 2oo mg% wußten 9 nicht, daß sie Zucker im Urin ausscheiden. Proteinurien von mehr als 1o mg% wurden bei 1.355 Männern (= 4,7 %) und 241 Frauen (= 5,4 %) nachgewiesen. Positive Nitrit-Tests fanden sich bei 88 Münnern (= o,3 %) und 2o6 Frauen (= 4,9 %).

AUGEN-VORSORGE-UNTERSUCHUNG BASF

Bitte Brille mitbringen!
Diesen Bogen innerhalb der Umrandung bitte in Blockschrift mit Kugelschreiber auf harter Unterlage ausfüllen und Zutreffendes ankreuzen!

Hier nicht ausfüllen!

Zuname: ....

Vorname(n): ....

Geb.-Dat.: ....

Lohnempfänger? - Angestellter? ....

Abteilung: .... Tel.: ....

Betrieb: .... Bau-Nr.: ....

Untersuchungsdatum:

Berufsschlüssel: L. E. O   A. O

Alter in vollendeten Jahren: ....

männlich O   weiblich O

Werks-Ausw.-Nr.: ....

Tag Monat Jahr | 6
Berufs-Schl. | 10
Alter | 12
Geschlecht | 13
Werks-Nr. | 18

Angaben des Untersuchten:

1. a) Sind Sie dauernd Brillenträger? nein O ja O | 19
   b) oder nur für Straße, Kino, Fernsehen? nein O ja O | 20
   c) nur beim Lesen? nein O ja O | 21
   d) getönte Brille ständig? nein O ja O | 22

2. a) Sind Sie einäugig? nein O ja O | 23
   b) welches Auge ist vorhanden? re O li O | 24

3. Erkennen Sie Farben richtig? nein O ja O | 25

4. Ist eine Erkrankung an Glaukom (grüner Star) nein O ja O | 26
   bei Blutsverwandten bekannt?

5. a) Leiden Sie an Kopfschmerzen? nein O ja O | 27
   b) Leiden Sie an Augenschmerzen? nein O ja O | 28
   c) Leiden Sie an Migräne? nein O ja O | 29

6. Waren Sie schon in augenärztlicher Behandlung? nein O ja O | 30

7. a) Haben Sie schon immer schlecht gesehen? nein O ja O | 31
   b) mit welchem Auge? re O li O | 32

8. Treiben Sie Sport? nein O ja O | 33

9. Haben Sie seit Berufsbeginn Unfälle erlitten oder mitverursacht? nein O ja O | 34
   a) am Arbeitsplatz? nein O ja O | 35
   b) auf dem Weg von und zur Arbeit? nein O ja O | 36
   c) zu Hause? nein O ja O | 37

10. a) Leiden Sie an Zuckerkrankheit? nein O ja O | 38
    b) Leiden Sie an Bluthochdruck? nein O ja O | 39
    c) Leiden Sie an Nierenkrankheiten? nein O ja O | 40

11. Wieviel Flüssigkeit nehmen sie in 24 Stunden durchschnittlich zu sich?
    (Suppe und Getränke, Kaffee, Tee, Sprudel, Coca-Cola, Wein, Bier)
    1   2   3   4   5 Liter und mehr
    O   O   O   O   O | 41

12. Wieviel Tassen Bohnenkaffee trinken Sie durchschnittlich pro Tag?
    1   2   3   4   5   6   7   8 Tassen und mehr
    O   O   O   O   O   O   O   O | 42

Abb. 2: Vorderseite

134

Untersuchungsbefunde:

1. Roda-Test

	BRILLE	Ferne	nein O	ja O
		Nähe	nein O	ja O

TESTE			TESTERGEBNIS
1		Seh-vermögen rechts	1 2 3 4 5 6 7 8 9 10
2	FERNE	links	1 2 3 4 5 6 7 8 9 10
3		beidäugig	1 2 3 4 5 6 7 8 9 10
4		Phorie vertikal	außen 1 2 3 4 5 6 7 außen
		horizontal	außen A B C D E F G H I K L M N
5		Stereo	1 2 3 4 5 6
6	33 cm	beidäugig	1 2 3 4 5 6 7 8 9 10
7		Seh-vermögen beidäugig	1 2 3 4 5 6 7 8 9 10
8	25 cm	rechts	1 2 3 4 5 6 7 8 9 10
9		links	1 2 3 4 5 6 7 8 9 10

2. Farbtüchtigkeit: (Ishihara-Tafeln), (normal = 0)

rot-grün schwach (= 1) nein O ja O

rot-grün blind (= 2) nein O ja O

blau-gelb schwach (= 3) nein O ja O

blau-gelb blind (= 4) nein O ja O

Totale Farbenblindheit (= 5) nein O ja O

3. Augenbinnendruck: re.................mm Hg, li .... mm Hg

Urteil:

Auf Grund des Untersuchungsergebnisses liegt bei Ihnen vor:

eine normale Sehfähigkeit nein O ja O

ein normales Farbsehen nein O ja O

ein normales räumliches Sehen nein O ja O

ein normaler Augenbinnendruck nein O ja O

Wir empfehlen,

mit diesen Untersuchungsergebnissen Ihren Hausarzt

oder Augenarzt aufzusuchen nein O ja O

BASF — Ärztliche Abteilung

Prüfer-Nr.:

Datum:

Sie können heute ab 17 Uhr in der Ambulanz Süd oder Nord oder auch am Samstag, den 31. 5. 1969 und den 7. 6. 1969 zwischen 9 und 11 Uhr den Augenbinnendruck überprüfen lassen. Melden Sie dies bitte dem Prüfer bei der Untersuchung!

Ihre Angaben sind ausschließlich für der Schweigepflicht unterliegende Ärzte bestimmt und werden keiner anderen Stelle des Werkes zugänglich gemacht.

Abb. 2: Rückseite

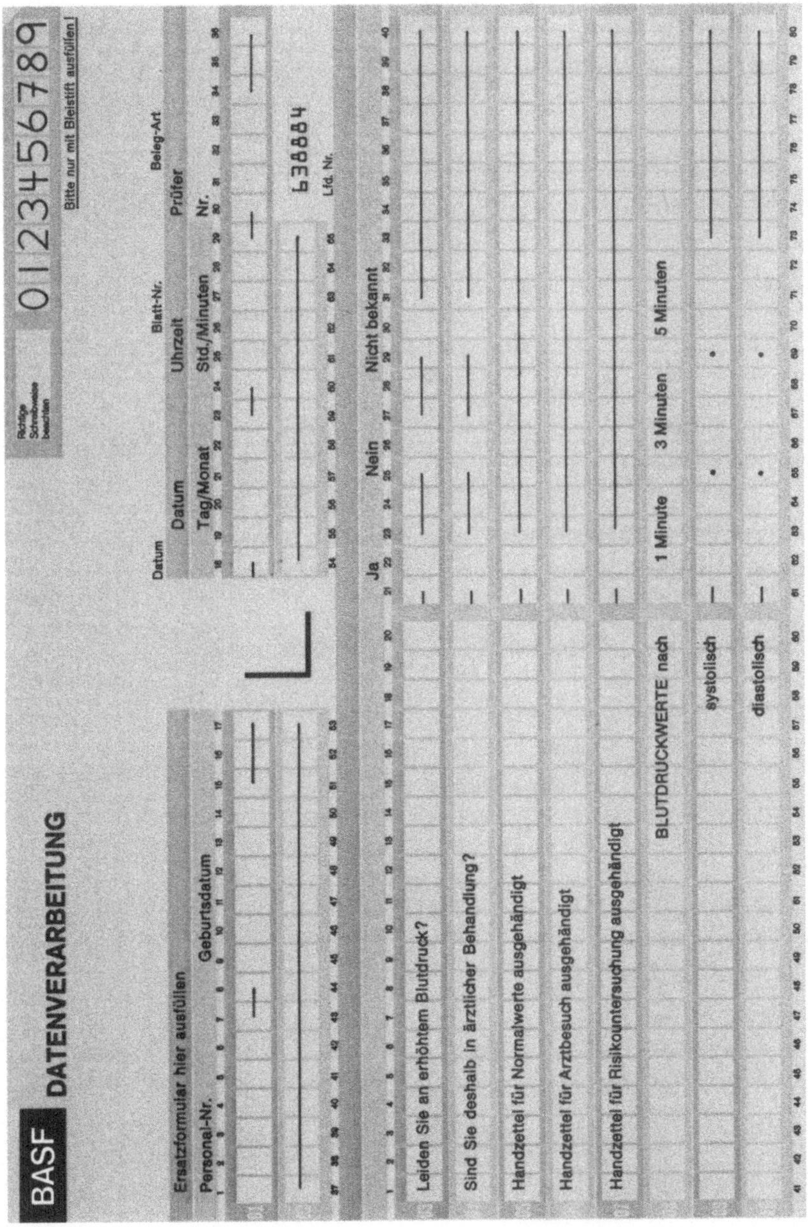
BASF DATENVERARBEITUNG

Richtige Schreibweise beachten 0 1 2 3 4 5 6 7 8 9

Bitte nur mit Bleistift ausfüllen!

Ersatzformular hier ausfüllen

Personal-Nr. Geburtsdatum

Datum Blatt-Nr. Beleg-Art

Datum Uhrzeit Prüfer

Tag/Monat Std./Minuten Nr.

638884

Lfd. Nr.

Ja Nein Nicht bekannt

Leiden Sie an erhöhtem Blutdruck?

Sind Sie deshalb in ärztlicher Behandlung?

Handzettel für Normalwerte ausgehändigt

Handzettel für Arztbesuch ausgehändigt

Handzettel für Risikountersuchung ausgehändigt

BLUTDRUCKWERTE nach 1 Minute 3 Minuten 5 Minuten

systolisch

diastolisch

Abb. 3: Datenerfassung BASF-Studie III

Risikountersuchung ◯ **Intensivuntersuchung** ◯ **Kontrollkollektiv** ◯

BASF

Vorsorge-Untersuchung
Studie III

| 1 | 1

Name ....

Vorname ....

Abteilung .... Bau .... Tel. ....

Werksausweis-Nr.: .... | | | | | | | 7

Geburts-Datum: ....
T   M   J   13

Untersuchungsdatum: .... Uhrzeit: ....
T   M   Uhrz.   19

Prüfer-Nummer: 21

Risikountersuchung   ja = 1 ◯   nein = 0 ◯   22

Kontrollkollektiv   ja = 1 ◯   nein = 0 ◯   23

Stehen Sie wegen Ihres Hochdrucks bereits in Behandlung?
ja = 1 ◯   nein = 0 ◯   weiß nicht = 2 ◯   24

Bekannte Dauer des Bluthochdrucks in ganzen Jahren: 26

Haben Sie aufgrund unserer Blutdruck-Vorsorgeuntersuchung Ihren Hausarzt aufgesucht?   ja = 1 ◯   nein = 0 ◯   27

haben Sie dessen Befund an die Ambulanz der BASF zurückgeschickt?
ja = 1 ◯   nein = 0 ◯   28

Nehmen Sie regelmäßig Mittel gegen: hohen Blutdruck   = 1 ◯   29

Diabetes   = 1 ◯   30

Schwangerschaft (Pille) = 1 ◯   31

Eigenanamnese
Rauchgewohnheiten:

Zigarettenraucher   ja = 1 ◯   nein = 0 ◯   32

weniger als 15 Zigaretten pro Tag = 1 ◯

mehr   als 15 Zigaretten pro Tag = 1 ◯   33

wieviel Jahre lang geraucht: 35

wenn nicht Zigarettenraucher: seit wieviel Jahren: 37

Zigarrenraucher: ja = 1 ◯   nein = 0 ◯   38

Pfeifenraucher: ja = 1 ◯   nein = 0 ◯   39

Haben oder hatten Sie stärkere Herzschmerzen?
nein = 0 ◯   einmalig = 1 ◯   wiederholt = 2 ◯   40

wenn wiederholt: seit wieviel Monaten: 42

seit wieviel Jahren: 44

Abb. 4: Vorderseite

Familienanamnese

	1 Vater	2 Mutter	4 Geschwister	
Bluthochdruck	O	O	O	☐
Schlaganfall	O	O	O	☐
Herzinfarkt	O	O	O	☐
Diabetes	O	O	O	☐
Gicht	O	O	O	☐
Übergewicht	O	O	O	☐ 50

Meßergebnisse

Größe (in cm, ohne Schuhe): .... ☐☐☐ 53

Gewicht (in kg, bei Halbkleidung): .... ☐☐☐ 56

Blutdruck: 1. Messung .... / .... ☐☐☐ ☐☐☐ 62

2. Messung .... / .... ☐☐☐ ☐☐☐ 68

3. Messung .... / .... ☐☐☐ ☐☐☐ 74

Blutuntersuchung

☐ 2 1
Sp. 2-13 dupl.

Blutzucker (in mg%) .... ☐☐☐ 16

Cholesterin (in mg%) .... ☐☐☐ 19

Triglyzeride (in mg%) .... ☐☐☐ 22

Harnsäure (in mg%) .... ☐☐☐ 25

Kreatinin (in mg%) .... ☐☐☐ 28

Urinuntersuchung

Combur-N-Test: Eiweiß: (−)=0; (+)=1; +=2; ++=3 ☐ 29

Zucker: (−)=0; (+)=1; +=2; ☐ 30

Nitur: (−)=0; (+)=1; +=2; ☐ 31

Fibrinogen ☐☐☐ 34

Hausarzt:

....

....

....

Unterschrift: ....

Abb. 4: Rückseite

Augenvorsorgeuntersuchungen in der chemischen Großindustrie -
BASF-Studie II

48 % der Mitarbeiter hatten keine normale Sehfähigkeit, 12 % waren
nicht in der Lage, wäumlich zu sehen, 6 % waren farbenblind, 2 % hatten einen erhöhten Augeninnendruck über 22 mmHg. Zweck der Vorsorgeuntersuchung war es, außer der Prüfung der Sehfähigkeit, auch die Au-
geninnendruckmessung bei den Mitarbeitern bekanntzumachen.

Vorsorgeuntersuchung zur Früherkennung des Risikofaktors
'Bluthochdruck' - BASF-Studie III

Von den 31.49o männlichen Probanden hatten 4.312 (13,7 % einen erhöhten Blutdruck,

davon hatten 3.65o (= 11,6 %) einen Blutdruck von

                       160 - 199 mm Hg systolisch und/oder
                        95 - 1o9 mm Hg diastolisch
                                 (Hypertonie I-Fälle)

und 662 (= 2,1 %) hatten einen Blutdruck von mehr als

                       2oo mm Hg systolisch und/oder mehr als
                       11o mm Hg diastolisch
                                 (Hypertonie II-Fälle)

Unter den 5.913 an der Studie beteiligten weiblichen Probanden fand
sich bei 5o4 (= 8,5 %) ein erhöhter Blutdruck,

davon waren 418 (= 7,1 %) Hypertonie I
    und 86 (= 1,5 %) Hypertonie II-Fälle
                          (Hochdruckdefinition der WHO)

Welche Daten sind jetzt noch aus diesen Studien abrufbereit gespeichert?

Von der BASF-Studie I - Diabetes und Nierenkrankheiten - sind alle
Original-Unterlagen, d.h. die Deckel der Urinboxen mit entsprechenden
Eintragungen, abgelegt worden; ein Abruf dieser Daten im Sinne eines
EDV-Dokumentationssystems ist nicht möglich.

Von der BASF-Studie II - Sehvermögen - ist eine Datei vorhanden, deren
Aufbau dem Datenerfassungsbeleg entspricht.

Von der BASF-Studie III - Hypertonie - werden folgende Daten gehalten
-    Personalstammdaten (1o Werte) auf dem Stand des Untersuchungs-
     zeitpunktes,
-    Daten zum Arbeitsplatz (4 Werte),
-    Daten der Felduntersuchung entsprechend dem Klarschriftbeleg
     (22 Werte),
-    Daten der Nachuntersuchung (47 Werte),
-    Automatische EKG-Analyse (34 Werte).

Der BASF-Studie III - Hypertonie - konnten aufgrund der guten Dokumen-
tation drei Nachuntersuchungen angeschlossen werden:
-    Hyperlipoproteinämie (1)
-    Gesundheitsvorsorge und Hypertonie (Compliance-Studie) (4)
-    Hypertonie-Unfall-Studie (2)

3.   Was haben wir aus den BASF-Studien I - III gelernt?

-    Ohne EDV ist die Dokumentation und Auswertung arbeitsmedizini-
     scher Daten sowie die Durchführung epidemiologischer Studien bei
     über 5o.ooo Beschäftigten heute gar nicht mehr denkbar.

-    Alle Daten müssen so direkt wie möglich, d.h. möglichst ohne ma-
     nuelle Zwischenschritte, EDV-gerecht erfaßt werden. Jede manuelle
     Übertragung von Formular zu Formular, jede nachträgliche Umkodie-
     rung ist ein kostenintensiver Arbeitsgang und kann vor allem aber
     auch eine zusätzliche Fehlerquelle sein.

-    Nur eine zielorientierte Auswahl der zu dokumentierenden Informa-
     tionen führt zu einer optimalen Ergiebigkeit späterer Auswertun-
     gen, d.h. bei zahlenmäßig großen Kollektiven muß das Spektrum zu
     erfassender Daten so breit wie nötig, aber auch so eng wie mög-
     lich gehalten werden.

-    Der Umgang mit Dateien auf einer EDV-Anlage erfordert weit mehr
     EDV-Kenntnisse als z.B. die Erstellung eines Programms zur Be-
     rechnung statistischer Werte. Es ist deshalb ratsam, alle Pla-
     nungsarbeiten gemeinsam mit EDV-Spezialisten durchzuführen.

4. <u>Wo stehen wir jetzt?</u>

<u>Datenerfassung bei Allgemeinuntersuchungen</u>

Seit über 2 Jahren werden in der Abteilung 'Arbeitsmedizin und Gesundheitsschutz' entsprechend dem Untersuchungsbogen 'allgemein', der nach
einer Vorlage der BG Chemie weiterentwickelt wurde, pro untersuchtem
Mitarbeiter insgesamt 24o Parameter erfaßt. Die Gestaltung dieses Untersuchungsbogens basiert auf den Forderungen der Datenerfassung:

a)   möglichst viele Angaben auf dem Bogen zu erfassen, die für
     spätere Auswertungen relevant sein könnten.

b)   keine Mehrarbeit für den Arzt bei der Befundschreibung gegenüber
     früher.

c)   keine Mehrarbeit für nochmaliges Übertragen (Umkodierung).

<u>Laborautomation</u>

Seit Beginn des Jahres 198o werden ca. 2/3 aller bei den Arbeitnehmern
erhobenen Labordaten von 2 weit auseinanderliegenden medizinisch-kli-
nischen Labors durch ein On-line-Datenerfassungs-System erfaßt, d.h.
die Daten werden direkt von dem jeweiligen Meßgerät in den Compter gespeichert, 1/3 der Daten werden über Terminal am Arbeitsplatz eingegeben. Pro Jahr werden ca. 16o.ooo Befunde dokumentiert.

<u>Datenerfassung 'Audiometrie'</u>

Seit mehr als einem Jahr ist auch die Erfassung der Audiometrie-Mes-
sungen automatisiert. Jährlich werden ca. 2.5oo Audiogramme registriert. Die Formular-Maske des Bildschirms entspricht den Angaben des
Untersuchungsbogens 'Audiometrie' der BG. Bei der Eingabe der Untersuchungsergebnisse zeigt der Bildschirm jeweils auch die letzte vorange-
gangene Messung an und kennzeichnet sofort jede Veränderung. Auch kann
der Bildschirm sofort vom sog. Screening-Test auf den sog. audiometri-
schen Ergänzungstest umgestellt werden. Insgesamt wurden bisher 1o.ooo
audiometrische Untersuchungen elektronisch erfaßt, die Daten stehen
jederzeit für eine Auswertung bereit.

<u>Datenerfassung für epidemiologische Studien</u>

Seit 1974 werden in der Abteilung 'Arbeitsmedizin und Gesundheitsschutz der BASF' von der Arbeitsgruppe 'Genetik-Biologie' Chromoso-
menanalysen, vom 'Werksärztlichen Dienst' Morbiditätsstudien sowie

Abb. 5:
Mortalitätsstudien in der chemischen Industrie

Studie	Anzahl der Mitarbeiter	Personen-jahre	Todesfälle Gesamt				davon Krebsfälle	
			Beobachtet	Erwartet			Beobachtet	Erwartet
				1	2	3		3
Auramin	191	3.423	45	38,5	37,6	40,5	10	8,07
Vinylchlorid	1.618	19.767	79	90,8	85,8	92,5	18	16,04
Vinylidenchlorid	629	6.821	39	36,3	–	–	8	7,67
Styrol	1.960	20.138	73	96,5	91,2	98,3	12	19,4
Di-2-Ethylhexylphthalat	221	2.538	8	15,9	16,7	17,0	1	3,33
o-Phthalodinitril	221	2.034	13	11,6	11,0	11,9	4	2,3
Trichlorphenol-Dioxin (Unfall 1953!)	75	1.525	17	15,3	–	–	6 (7 + 2)**	3,71
Ethylbenzol-Rückstand	196	3.176	24	23,2	22,1	24,3	2	4,85
Cadmium	184	1.837	9	13,8	13,8	14,2	0	–
Chlorchinon	494	9.366	132	113,0*	110,6*	118,1	20	25,8
LKW-Fahrer	542	7.823.	55	58,5	56,1	59,9	19	13,0

* = signifikant auf dem 0,05 Niveau
1 = auf der Basis der Bevölkerung von Rheinhessen-Pfalz 1970–1975
2 = auf der Basis der Bevölkerung von Ludwigshafen 1970–1975
3 = auf der Basis der Bevölkerung der Bundesrepublik Deutschland 1971–74

** Neueste Ergebnisse-Stand Januar 80
noch nicht veröffentlicht:
7 Krebstodesfälle und 2 Carcinome
bei noch lebenden Mitarbeitern

von der Arbeitsgruppe 'Epidemiologie' Mortalitätsstudien an bestimmten Mitarbeitergruppen durchgeführt (Abb. 5).

Die Daten aller in die Morbiditäts- und Mortalitätsuntersuchungen einbezogenen Mitarbeiter werden mit Hilfe von speziell entwickelten Masken über Bildschirm-Terminals in den Rechner eingegeben und als Datenfiles gespeichert.

Unabhängig von den Risikostudien zur Mortalität werden alle der Abteilung 'Arbeitsmedizin und Gesundheitsschutz' bekannt werdenden Krebserkrankungen bzw. -todesfälle von aktiven Mitarbeitern sowie von Pensionären erfaßt. Registriert werden dabei Diagnose bzw. histologische Sicherung sowie Beschäftigungsdauer/Betriebszugehörigkeit und Beruf in der BASF. Auch diese Daten werden über Bildschirm-Terminals in den Rechner eingegeben.

5.   Datenabruf

Das Ziel der EDV-gestützten Dokumentation von medizinischen Daten im werksärztlichen Dienst ist die organisatorische Vereinfachung und Rationalisierung des 'Datenhandlings'. Die Erstellung von exakten Monats- bzw. Jahresberichten kann mittels EDV routinemäßig erfolgen; der wichtigste Vorteil ist jedoch, daß arbeitsmedizinische Präventivmaßnahmen wirksam unterstützt werden können, da die schnellere Erkennung von Risikogruppen und Risikofaktoren bzw. eine schnellere Überprüfung der gesundheitlichen Eignung eines Werksangehörigen für bestimmte Produktionsbetriebe möglich wird.

6.   Weitere Planung

Basis der weiteren Planung ist ein Datenerfassungssystem wie es aus Abb. 6 zu ersehen ist. An Datenbelegen sind schon seit 3 Jahren vorhanden: Gesundheitskarte, Untersuchungsbogen 'allgemein', Untersuchungsbogen 'Audiometrie' sowie ein Bogen zur Erfassung der Mortalität. Die Erfassung der darin vermerkten Daten (Personalstammdaten, exponierte Mitarbeitergruppen, Arbeitsbereiche, Untersuchungsbefunde, Mortalitätsdaten und amtliche Mortalitätsstatistiken) auf Dateien wurde im Laufe der letzten 3 Jahre realisiert. Noch nicht erstellt ist

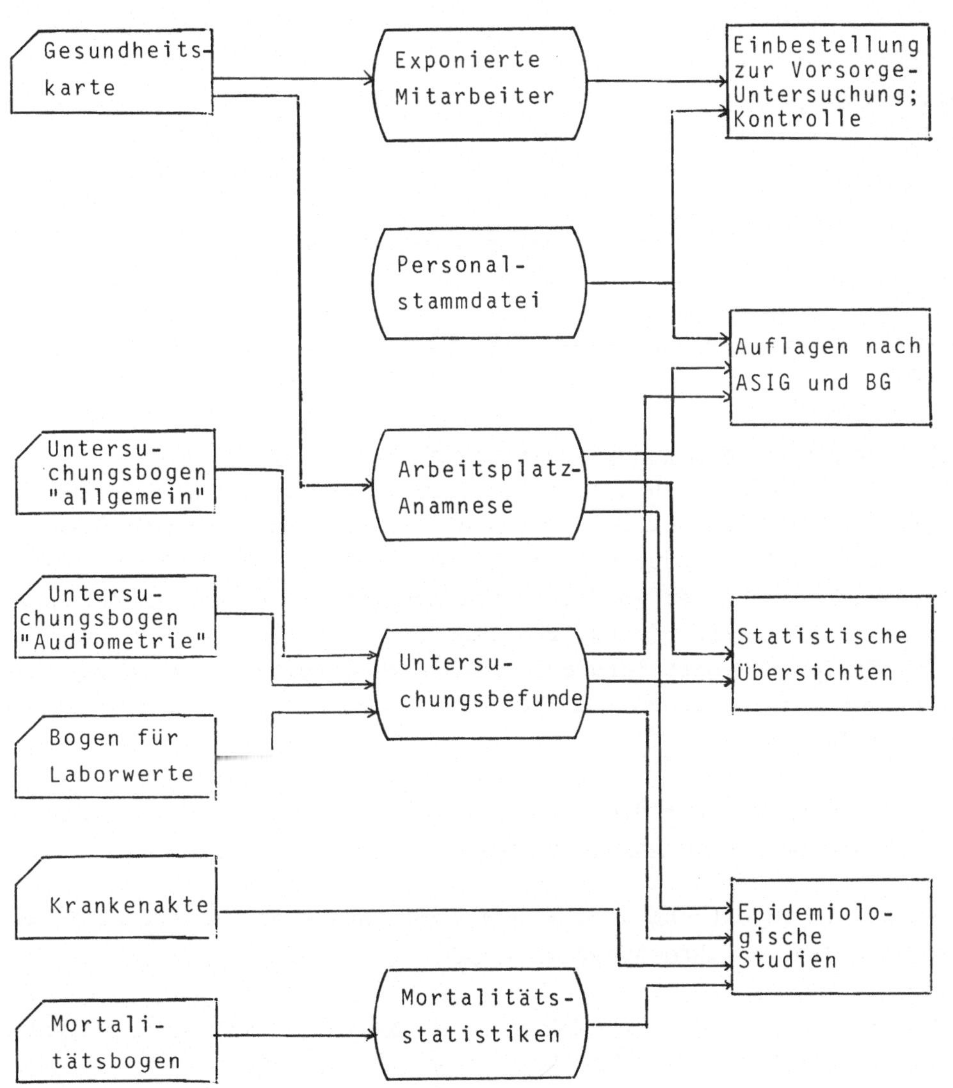

Abb. 6: Datenerfassung und Statistik

die Arbeitsplatz-Anamnese-Datei, die derzeit im Aufbau ist. In diese
Datei sollen MAK-(Maximale Arbeitsplatz-Konzentration) bzw. TRK-
(Technische Richtkonzentration) Werte entsprechend der im Entwurf vorliegenden 'UVV-Schutzmaßnahmen beim Umgang mit kanzerogenen Arbeitsstoffen', sowie ergometrische Daten, die den Arbeitsplatz betreffen,
aufgenommen werden. Die Daten der Arbeitsplatzkonzentrationen sollen
6o Jahre lang aufbewahrt werden und die medizinischen Befunde bis zum
75. Lebensjahr des Arbeitnehmers dokumentiert zur Verfügung stehen.

Die Zusammenführung aller Arbeitsplatz-bezogener Analysen und Daten
wird schwierig und zeitraubend sein, denn es gilt, ca. 1o.000 Arbeitsbereiche in 5oo Produktionsbetrieben, in denen ca. 6.ooo Produkte und
12.ooo Zwischenprodukte hergestellt bzw. verarbeitet werden, zu ko-
ordinieren.

- <u>Dokumentation der Lungenfunktionswerte durch Bodytest</u>
  Die laufende Erfassung der bis jetzt an ca. 3.ooo Arbeitnehmern
  erhobenen Lungenfunktionsparameter mit dem Bodytestgerät wird in
  nächster Zukunft über Bildschirm-Terminals erfolgen. Da die Body-
  test-Untersuchungen vor allem bei Arbeitnehmern, die in Reizgasbe-
  trieben beschäftigt sind, regelmäßig durchgeführt werden, wird die
  fortlaufende Registrierung der Befunde mittels EDV einen besseren
  und schnelleren Überblick über den Gesundheitszustand der Mitarbeiter erlauben.

- Vorgesehen ist auch die EDV-Dokumentation von ca. 1o.ooo jährlich
  anfallenden <u>Röntgenuntersuchungsbefunden</u>.

- Weiterhin angestrebt wird eine Dokumentation aller Untersuchungsergebnisse von <u>Chromosomenanalysen</u>.

- Zur Zeit wird die <u>Erfassung aller ärztlichen Untersuchungsergebnisse über Bildschirm-Terminal</u> getestet. Ob jedoch die Zeit für
  den 'Bildschirm im Untersuchungszimmer des Arztes' schon reif ist,
  darüber können noch keine Aussagen gemacht werden. Auf die manuell
  geführte Krankenakte kann vorerst noch nicht verzichtet werden.

Alle unsere jetzigen Arbeiten und die in Zukunft geplanten Studien
haben zum Ziel, eine Langzeitdokumentation anzulegen. Es ist selbstverständlich, daß dabei die Regeln des Datenschutzes streng beachtet
werden; ein Datenschutzbeauftragter überprüft Datenerfassung und -wei-

terverarbeitung. Alle Befunddateien werden anonymisiert geführt; nur auf 'kontrollierten Umwegen' können Namen wieder beschafft oder hinzugefügt werden.

Die vorgesehene Dokumentation wird den technischen Möglichkeiten entsprechend in Zukunft ausgebaut werden, denn sie soll nicht nur werkseigenen Auswertungen der Daten dienen, sondern auch anderen autorisierten Interessenten, z.B. der Berufsgenossenschaft der Chemischen Industrie in geeigneter Form zur Verfügung stehen. Vergleichende Untersuchungen arbeitsmedizinischer Probleme im nationalen bzw. internationalen Bereich sind nur auf diese Weise realisierbar.

Herzlichen Dank möchten wir sagen Frau Remle und Herrn Kattermann, die uns bei der technischen Erstellung der Arbeit unterstützt haben.

<u>Literatur</u>

1.   Cremer, P.: Hyperlipoproteinämie
     Inauguraldissertation zur Erlangung des med. Doktorgrades der
     Med. Gesamtfakultät der Ruprecht-Karl-Universität zu Heidelberg
     (1978)

2.   Förster, S., Thomas, H.: Hypertonie-Unfall-Studie
     Dissertation zur Erlangung des med. Doktorgrades der Med. Gesamt-
     fakultät der Ruprecht-Karl-Universität zu Heidelberg (noch nicht
     veröffentlicht)

3.   Hochadel, H., Thiess, A.M., Zapp, H.: Möglichkeiten der EDV im
     arbeitsmedizinischen Bereich
     Zbl. Arb.med., Arb.schutz und Prophylaxe Bd. 27, Heft lo,
     Oktober 1977

4.   Stocker, W.G., Thiess, A.M.: Gesundheitsvorsorge und Hypertonie
     (Compliance)
     Vortrag: Jahrestagung der Deutschen Gesellschaft für Arbeitsmedi-
     zin in Insbruck, Mai 1980

5.   Thiess, A.M., Koch, W.: Datenerfassung, Dokumentation und Sta-
     tistische Auswertung in der Arbeitsmedizin
     Vortrag: Arbeitstagung der Werksärzte der chem.Industrie im Verb.
     Deutscher Betriebs- und Werksärzte e.V. am 26./27. März 1976 in
     Krefeld

6.   Wagner, G.: BASF Field Studie I-III – Clinical and Occupational
     Health Aspects
     Paper presented at the Vth Intern. MEDICHEM Congress, Sept. 1976,
     San Francisco

7. Wagner, G. et al.: BASF-Studie I - Diabetes und Nierenkrankheiten
    F.K. Schattauer Verlag, Stuttgart, 1971

8. Wagner, G. et al.: BASF-Studie II - Sehvermögen - Farbtüchtigkeit
    Augeninnendruck
    F.K. Schattauer Verlag, Stuttgart, 1974

9. Wagner, G. et al.: BASF-Studie III - Hypertonie
    F.K. Schattauer Verlag, Stuttgart, 1976

DIE BEDEUTUNG VON SCREENING-UNTERSUCHUNGEN IM RAHMEN BETRIEBS-
ÄRZTLICHER TÄTIGKEIT FÜR DEREN AKZEPTANZ UND EFFEKTIVITÄT

Peter Stelgens

Berufsgenossenschaftliches
Arbeitsmedizinisches Zentrum Rhein Neckar

Risikofaktoren des <u>Herz-Kreislaufes</u> im Arbeitsleben aufzudecken kann
deshalb von einer besonderen Relevanz sein, weil Herz-Kreislaufer-
krankungen zu den anamnestisch vielschichtigsten, phänomenologisch
relativ gut differenzierbaren, ihrer Zahl nach häufigsten und bei Früherkennung prognostisch günstigen Krankheiten gehören. Was ihre Gefahren bei <u>ungünstigem</u> Verlauf betrifft, so zeigt sich dies darin, daß
sie an der <u>Spitze der Todesursachen</u> in den Industrieländern stehen.
Unter den Lohn- oder Gehaltsempfängern mittlerer und unterer Gruppie-
rungen findet man sie mindestens so oft wie unter höher Einzustufen-
den. Während schließlich durch besseren Arbeitsschutz und gestiegene
Arbeitssicherheit die Todesursachen der Arbeits- und Wegeunfälle seit
1966 weiter abgefallen sind, haben sich in demselben Zeitraum in der
Bundesrepublik die tödlichen Folgen der coronaren Herzerkrankungen
nahezu verdoppelt. (Abb. 1 u. 2)

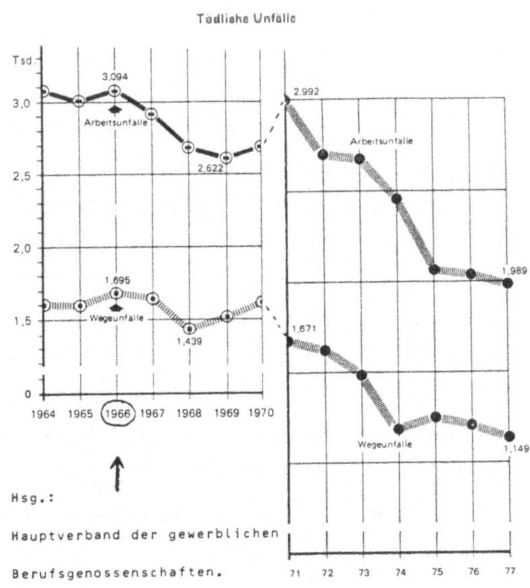

Abb. 1: Abfallende Tendenz der tödlichen Unfälle (1966 bis
1977)

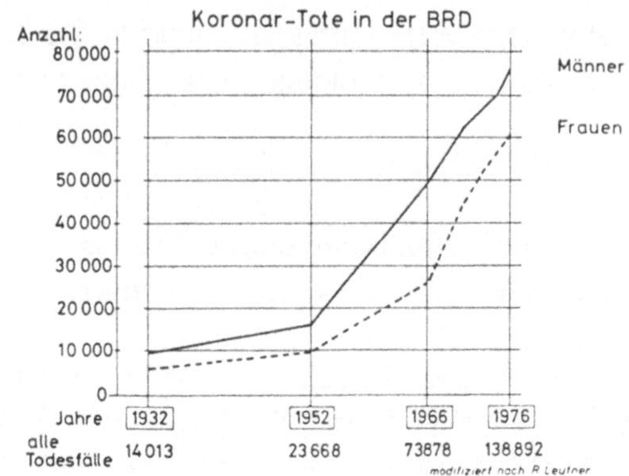

Abb. 2: Nochmaliger Anstieg der Todesfälle nach 1966 um
fast das Doppelte (nach Nüssel)

Erst in letzter Zeit ist ein Stillstand des Anstieges zu verzeichnen.
Am Rande sei eine wirtschaftliche Komponente erwähnt: Acut- und Nach-
folgekosten eingeschlossen, wird geschätzt, daß ein Rückgang der Herz-
kreislauferkrankungen um 25 % eine jährliche Kosteneinsparung von ca
3o Milliarden DM zur Folge hätte.

Herzkreislaufrisiken sind meßbar am arteriellen Blutdruck des Arbeitenden, an seinem Körpergewicht und an seiner Blutzusammensetzung.**) Sie
sind anamnestisch schätzbar durch Befragung nach Arbeitsweise und
Arbeitsstil des Betreffenden, durch Umweltfaktoren, die wir heute glo-
bal als psychosozialen Stress bezeichnen, und durch Erfassung von
Rauch- Trink- und Eßgewohnheiten und Bewegungsmangel. Der Betriebsarzt
kann diese Risiken beeinflussen, vielleicht sogar beseitigen durch
konsequente Prüfung der beruflichen Situation und durch Aufklärung
hinsichtlich der Gefahren der anamnestisch und untersuchungstechnisch
festgestellten Lebensgewohnheiten.Voraussetzung für einen Erfolg sind
Motivation und Einsicht des arbeitenden Menschen und der Stand des
Vertrauens, das der Betriebsarzt genießt. Beide Faktoren können nur
durch ein geeignetes Informationssystem zwischen Arzt und Arbeitenden
zum Tragen kommen.

Während in Großbetrieben und bei staatlichen Institutionen mit hohem
Sicherheitsrisiko - die Untersuchungen bei der BASF und der Bundesbahn haben das gezeigt - Ziele dieser Art seit geraumer Zeit verfolgt
werden,schienen für die Vielzahl andersgelagerter Strukturen die überbetrieblichen arbeitsmedizinischen Dienste der Berufsgenossenschaften

** Blutzucker über 120 mg%/o ca. 2 Std. nach der Nahrungs-
aufnahme wurde als verdächtig erfaßt. Erfassungswerte für
Blutdruck: über 140/90 mm Hg, für Cholesterin über 220 mg%/o,
für Neutralfette über 150 mg%/o, für Harnsäure über 7 mg%/o
der Männer und über 6,5 mg%/o der Frauen, Gewicht über
10 % des Normalgewichtes nach Broca. Es wurden ferner
Gamma-GT und GPT sowie Kreatinin im Serum bestimmt.

Rauchgewohnheiten wurden in einem Fragebogen geprüft,
aber vorerst nicht verwertet. Die Serumparameter wurden
also bereits im sog. auffälligen Bereich erfaßt, ebenso der
Blutdruck. Pathol., behandlungsbedürftig: Blutdruck über
160/90 mm Hg, Cholesterin über 250 mg%/o, Neutralfette über
200 mg%/o

solchen Maßnahmen gegenüber aus den folgenden Gründen geeignet zu sein:
1. erfassen diese Dienste Unternehmen und Institutionen, die allein
aufgrund ihrer Größenordnung oft nur unzulänglich oder überhaupt nicht
arbeitsmedizinisch bisher betreut wurden.
2. verfügen diese Dienste über geeignete apparative Einrichtungen zur
Durchführung der in Frage kommenden Untersuchungen und über die notwendige Zahl und Ausbildung der Ärzte und der mit dem Arzte zusammen-
arbeitenden Kräfte wie MTA und Arzthelferin. x)
3. sind diese Dienste so organisiert, daß sowohl die Arbeit in den Betrieben und damit der direkte Kontakt mit dem Arbeitsleben als auch
die interne Tätigkeit im arbeitsmedizinischen Zentrum ausgewogen und
damit effizient sind.
Am Beispiel des BAZ Rhein-Neckar läßt sich dies zeigen: 39 Betriebe
haben eine Belegschaft von weniger als 1oo Mitarbeitern, 18 von weniger als 2oo, 1o von weniger als 3oo, 8 von weniger als 5oo, 5 zwischen
5oo und 1ooo und 2 zwischen 1ooo und 2ooo Mitarbeitern, 1 Betrieb hat
mehr als 2ooo Mitarbeiter (Stand 31.1o.1978). Zum jetzigen Zeitpunkt
arbeiten hier 5 Ärzte bzw. Ärztinnen mit 6 Mitarbeiterinnen zusammen.
Die Einsatzzeiten im Außendienst überwiegen diejenigen des Innen-
dienstes.
Die heterogene Struktur der betreuten Einrichtungen ergibt sich daraus,
daß von den 36 gewerblichen Berufsgenossenschaften in der Bundes-repu-
blik nicht weniger als 15 hier die Trägerschaft der beruflichen Unfallversicherung ausüben.
Die Besonderheit der hier vorzutragenden Herzkreislaufrisiken kann darin gesehen werden, daß sie jahre - ja sogar jahrzehntelang klinisch
stumm bleiben und dabei, was die Alteration des arteriellen Gefäß-
systems betrifft,progredient sind, ferner daß das Zusammentreffen
mehrerer solcher Risiken bei ein und demselben Arbeitenden nicht zu
einer Summierung, sondern zu einer Potenzierung des Risikos führt. Die
Framinghamstudie - eine Langzeitstudie - hat dies eindrücklich gezeigt. (Abb. 3)

---

x)
Routinemäßig werden im Zentrum und in den mobilen Einrichtungen des
BAD neben der ärztlichen Untersuchung und der Blut-und Urinkontrolle
auch Hör- und Sehtest durchgeführt.
Ferner werden nach berufsgenossenschaftlichen Grundsätzen und nach
Ermessen des Betriebsarztes EKG, Röntgen des Thorax und Spirometrie
vorgenommen.

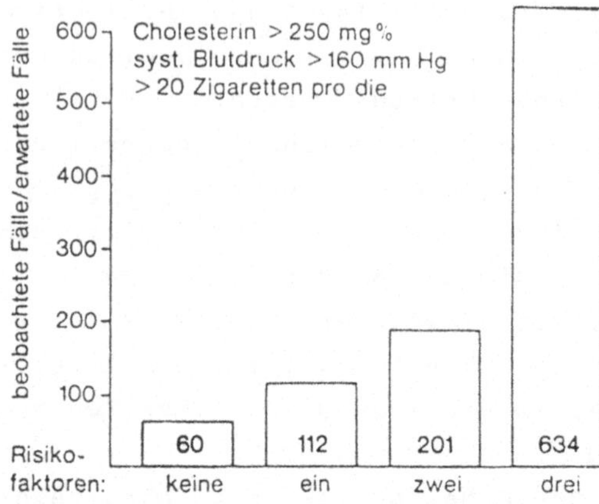

Abb. 3: Erkrankung an Herzinfarkt bei 2 170 30—59jährigen Männern innerhalb von 10 Jahren in Abhängigkeit von der Zahl vorhandener Risikofaktoren (als Risikofaktor galten Cholesterin im Serum über 250 mg%, systolischer Blutdruck über 160 mm Hg und Zigarettenverbrauch von mehr als 20 pro Tag)

Wir haben die Mitarbeiter in unseren Betrieben über diesen Sachverhalt aufgeklärt und haben ihnen zugesichert, daß sie über das Ergebnis ihrer Untersuchung direkt, vollständig und streng geheim informiert werden. Dies geschah folgendermaßen: in jedem Betrieb wurde eine Kontaktperson gemeinsam mit Unternehmer und Betriebsrat ausgewählt, welche die in einer Sammelsendung ankommenden, im einzelnen fest verschlossenen Briefe für die Mitarbeiter an diese weitergibt. Der Brief enthält die Photokopie unseres Ergebnisbogens, und das ist die einzige bestehende Photokopie. In einem Begleitschreiben wird ferner darauf hingewiesen, daß im Falle auffälliger Ergebnisse, die angekreuzt werden, der Hausarzt oder der zuständige Betriebsarzt konsultiert werden sollte. Die im Zentrum gesichert lagernden Karteikarten werden bei denjenigen Mitarbeitern, die Herz-Kreislaufrisiken aufweisen, besonders gekennzeichnet.

Diese Maßnahmen führten zu dem Ergebnis, daß nicht nur eine große, bis heute weiter anwachsende Zahl der Mitarbeiter sich für diese freiwillige Untersuchung zur Verfügung stellte. Auch die Altersverteilung der Probanden zeigte, daß sie insofern representativ war, als sie der allgemeinen betrieblichen Altersverteilung in etwa entspricht. Gesamtzahl der Untersuchten 1887. (Abb. 4)

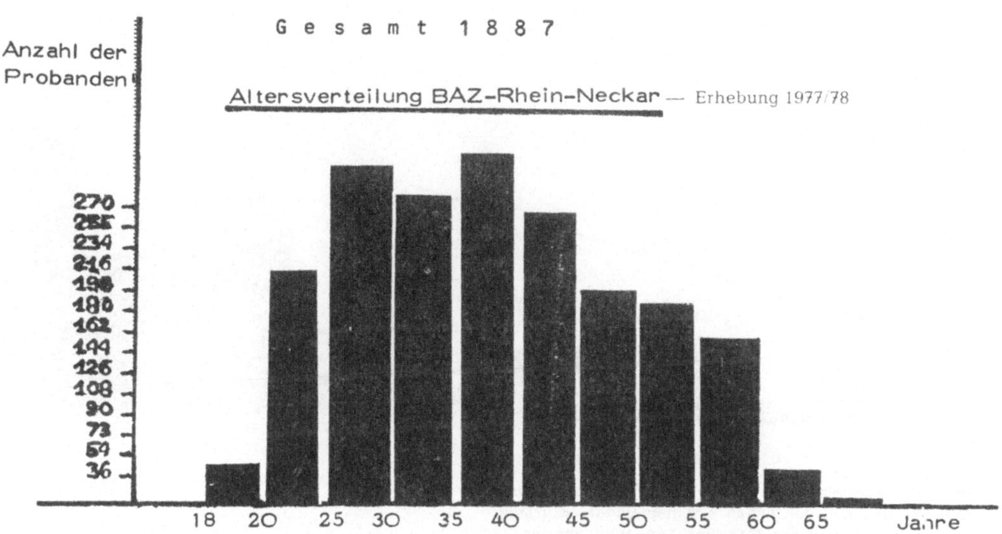

Abb. 4: Die Altersverteilung der f r e i w i l l i g e n Probanden entspricht etwa der allgemeinen betrieblichen A.V.

Was die Altersverteilung der Risikofaktorenträger betrifft, so sollen
der Kürze wegen nur zwei Beispiele gezeigt werden.
1. der arterielle Blutdruck und 2. die erhöhte Gamma-GT im Blutserum
als die wesentliche Folge einer beginnenden Fettleber infolge erhöhten
Alkoholkonsums vor allem. Letzterer Wert interessierte uns aus drei
Gründen: Erstens geschieht erhöhter Alkoholkonsum oft unbewußt, d.h.
in Unkenntnis toxischer Gefahren und kann er bei jungen Menschen insbesondere zum Alkoholismus führen und stellen zweitens die bekannte
positive Korrelation erhöhten Konsums zu erhöhten Triglyceriden und
erhöhter Harnsäure im Blutserum und die alkoholische Kardiomypathie
ein Risiko hinsichtlich degenerativer Gefäß- und Herzerkrankungen dar.
Schließlich ist Alkohol ein oft zu wenig beachteter Kalorienträger.
Abb. 5 u. 6

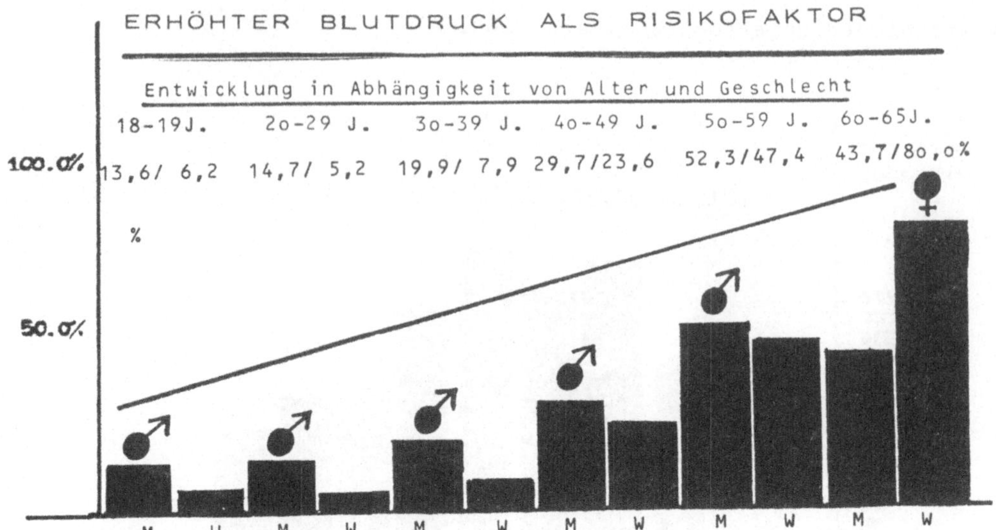

Abb. 5 : Überwiegen der Männer schon in jungen Jahren,
13 % der bis 20jährigen haben erhöhten Blutdruck. Häufig-
keitszunahme bei beiden Geschlechtern mit zunehmendem
Alter. Sprunghaftes Ansteigen bei Frauen nach dem 60. Lebensjahr, positiv korrelierend mit Übergewicht, nicht mit
erhöhtem Chol.

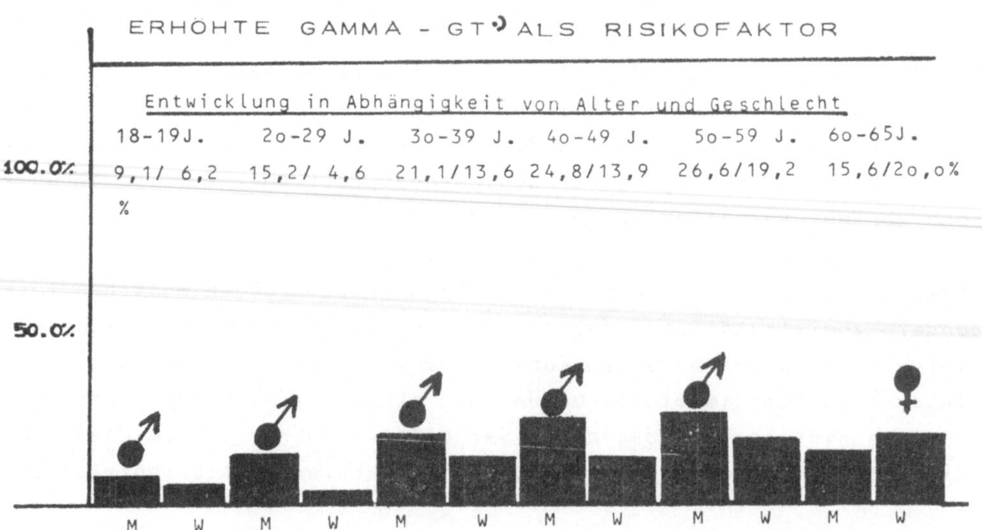

Abb. 6 Fettleber schon in jungen Jahren des Arbeits-
lebens. Männer deutlich in der Überzahl. Erst jenseits des
60. Lebensjahres mehr Frauen als Männer. Trink-Eßge-
wohnheiten?

Monotest der γ-GT (L-γ-Glutamyl-Transferase) Normalwerte
Männer im Serum: 6—28 U/L, Frauen: 4—18 U/L.
Monotest GPT Normalwerte Männer: bis 22U/L, Frauen: bis
17 U/L.

Unter dem Gesichtspunkt der <u>überdurchschnittlichen Häufung</u> von Herz-
Kreislaufrisiken in einem Untersuchungsgut seien hier ebenfalls nur
zwei Beispiele aufgezeigt, die sich an das eben dargelegte nahtlos
anzufügen scheinen: Während der arterielle Blutdruck im Durchschnitt
aller Untersuchten bei 26 % auffällig (über 14o/9o) oder bereits
pathologisch erhöht (ab 16o/95) war, während durchschnittlich 41 %
ein Übergewicht von mehr als 1o % ihres Normalgewichtes nach Broca
hatten, während erhöhte Gamma-GT Werte im Serum bei 2o % und erhöhte
Harnsäure im Serum bei 7,8 % der Probanden im Durchschnitt gefunden
wurden, war bei denjenigen, die eine erhöhte Gamma-GT hatten in <u>4o %</u>
der Fälle der Blutdruck auffällig oder bereits pathologisch erhöht,
<u>47,8 %</u> waren übergewichtig und <u>15 %</u>, also doppelt soviel, hatten eine
erhöhte Harnsäure! Und - als Gegenprobe - hatten diejenigen mit erhöhter Harnsäure im Serum zu <u>37,2 %</u> auffälligen bis pathologisch erhöhten Blutdruck, <u>51,2 %</u> waren übergewichtig und <u>42,6 %</u> hatten eine
erhöhte Gamma-GT. (Abb. 7 u. 8)

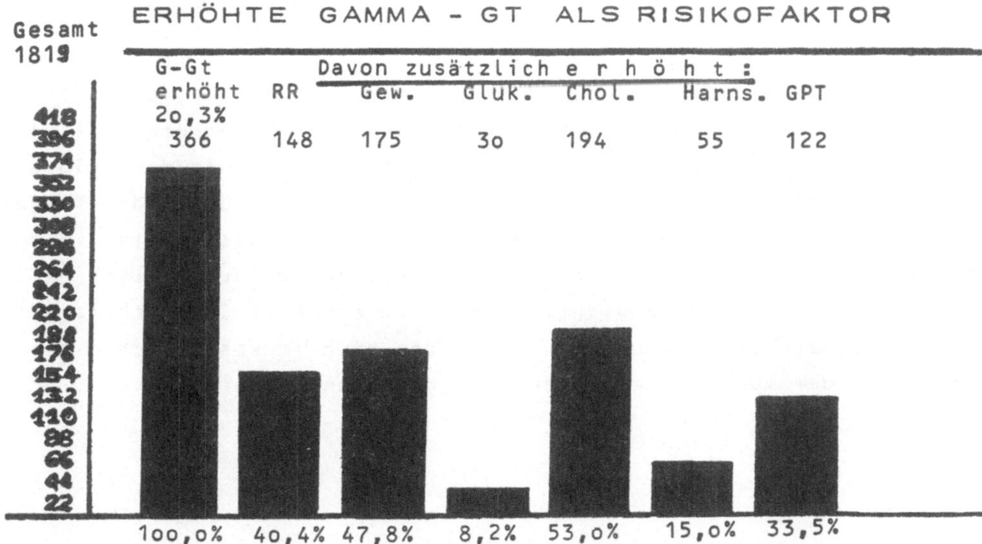

Abb.7 : Mit Fettleber treten gehäuft Risikofaktoren 1.
und 2. Ordnung des Herz-Kreislaufes auf

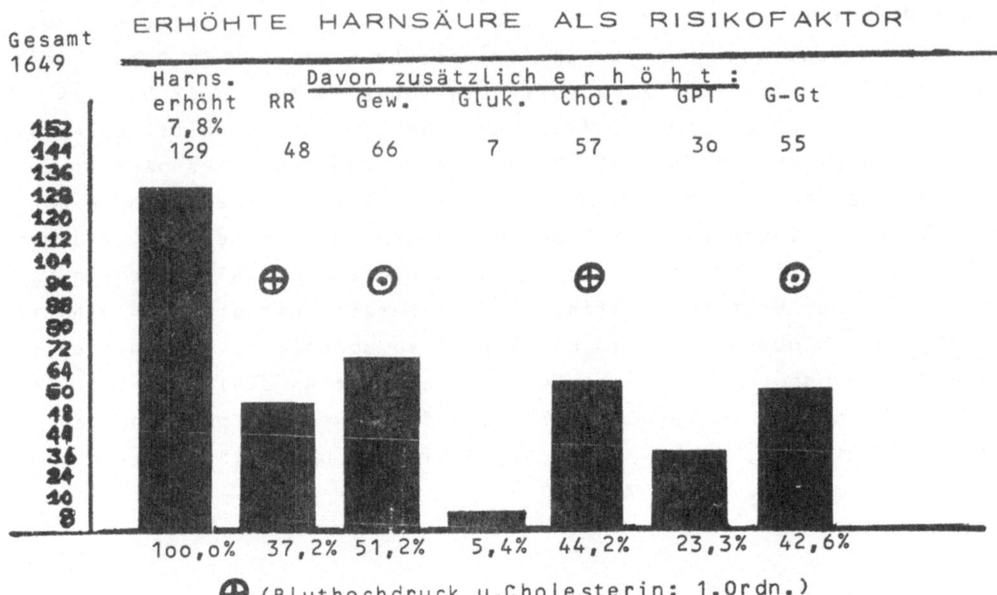

Eine letzte Zusammenfassung der dankenswerterweise im Computer der
Abteilung Biometrie und Stressforschung von Herrn Mayer ermittelten
Daten zeigt, daß bezogen auf Berufsgenossenschaften, und damit in etwa
branchenorientiert, bei denjenigen Mitarbeitern, die unter der Trägerschaft der Berufsgenossenschaft Nahrungsmittel und Gaststätten in den
bei uns angeschlossenen Firmen tätig sind, überdurchschnittlich häufig
erhöhter Blutdruck. Übergewicht, Fettleber, erhöhtes Gesamtcholsterin
und erhöhte Harnsäure gefunden wurden. Das sind im wesentlichen die
Mitarbeiter der von uns betreuten verschiedenen Brauereien.
(Abb. 9)

Schlüssel für die Berufsgenossenschaften

Berufsgenossenschaft	Schlüssel-Nummer		
Feinmechanik und Elektrotechnik	01		
Südd. Eisen u. Stahl	02		
Holzberuf	03	a, b	(2)
Verwaltung	04		
Druck und Papier	05		
Chem. Industrie	06		
Gemeinde Unfallversicherungsverband	07		
Südd. Edel- und Unedelmetalle	08		
Großhandel und Lagerei	09		
Maschinenbau und Kleineisenindustrie	10	a	(1)
Gesundheitsdienst und Wohlfahrtspflege	11		
Nahrungsmittel und Gaststätten	12	a, b, c, d, e	(5)
Fleischerei	13	a, c	(2)
Steinbruch	14	a, b	(2)
Papiermacher	15		

Von den Berufsgenossenschaften 4 und 9 lagen keine Werte vor.

Abb. 9 : a) Erhöhter Blutdruck. b) Übergewicht. c) Fettleber.
d) Cholesterin ↑. e) HS ↑.

Die betriebsärztlichen Interventionen zur Reduzierung der Risikofaktoren bezogen sich einmal auf Arbeitsplatzstudien, Verbesserung innerbetrieblicher und außerbetrieblicher Lebensbedingungen, Einflußnahme
auf die Kantinenverpflegung mit dem Ziel, den Kochsalzgehalt zu reduzieren, und die Verteilung der Grundnahrungsmittel zu korrigieren, also
langsam auf 3o Energieprocent Fett, 15 Energieprocent Eiweiß, 15 Energieprocent reinen Zucker und auf 45 % komplexe Kohlehydrate, die in
Gemüsen, Obst, Getreideprodukten und Kartoffeln zu finden sind, zu
kommen. Zum anderen wurden Blutdruckmessungen im Betrieb organisiert
und es wurde an Betriebssportveranstaltungen oder an der Abnahme von
Sportabzeichen teilgenommen, um ein Beispiel für die Notwendigkeit zu
geben, den Bewegungsmangel abzubauen.
Nach 1/2 - 2 jähriger Interventionszeit wurde in einem Betrieb - wieder
auf freiwilliger Basis - eine Kontrollstudie im Sinne einer orientierenden Stichprobe bei 1o4 Mitarbeitern durchgeführt. Es war der am intensivsten in dieser Hinsicht betreute Betrieb. Der Betriebsarzt ist
hier schon mehr als 2o Jahre tätig. Die Abb. 1o zeigt ein ermutigendes

Ergebnis bei denjenigen Mitarbeitern, bei denen eine Besserunf feststellbar war. Das waren 75 % der Mitarbeiter. Bei 25 % waren keine
besseren Ergebnisse oder schlechtere Ergebnisse zu verzeichnen.(Abb.1o)

Abb.10: Die Höhe der Säulen entspricht dem Rückgang der
Risikofaktoren in Prozent des Mittelwertes. D. h.: Je höher
die Säule, desto stärker der Rückgang

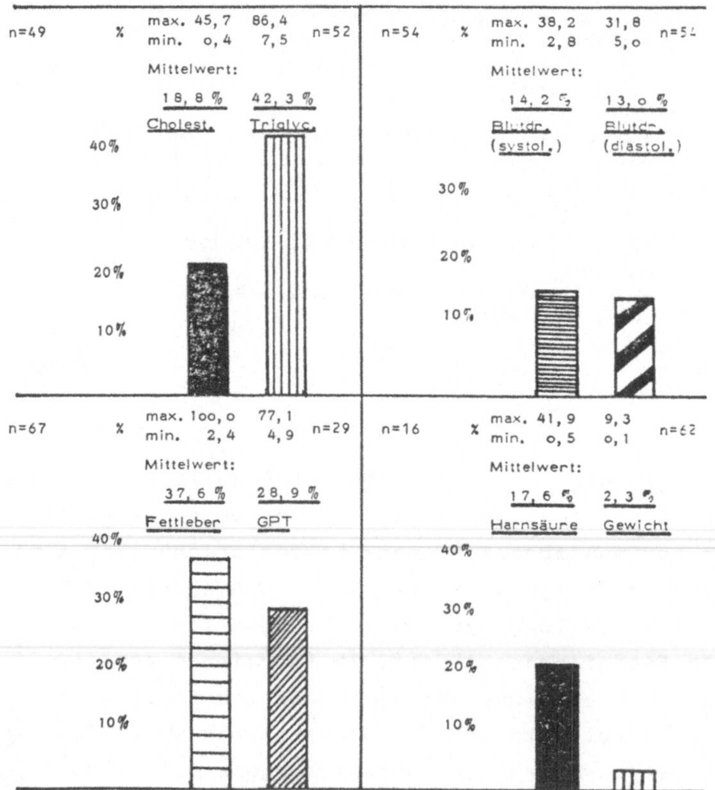

Das Ergebnis aller Untersuchungen läßt die vorläufige Folgerung zu,
daß wir nicht nur in einer Wohlstandsgesellschaft leben, sondern daß
es möglicherweise neben dem "Kummerspeck" auch manchmal so etwas wie
eine "Kummerfettleber" gibt, und daß Monotonie und körperliche, aber
auch psychische Stressfaktoren im Arbeitsleben denkbare Signale setzen, die zu hören ein Teil betriebsärztlicher Arbeit sein sollte.

Literatur auf Anforderung.

ANWENDUNG DER DATENVERARBEITUNG
IM GESUNDHEITSWESEN -
WER HAT DEN NUTZEN DAVON?

Frieder Nake
Studiengang Elektrotechnik/Kybernetik
Universität Bremen

Über der Begeisterung, die die Entwicklung eines technischen Systems
bei den daran Beteiligten oft hervorruft, gerät die ökonomische und
politische Bedeutung solchen Systems leicht in Vergessenheit. Bei einem Informationssystem für den Betriebsarzt wird dies dadurch gefördert, daß die Anwendung des technischen Systems auf den ersten Blick
für die Arbeiter und Angestellten des Betriebes nützlich zu sein
scheint, weswegen es auch nahe liegen mag, die Frage nach der ökono-
mischen und politischen Bedeutung von vornherein als beantwortet anzusehen: den Nutzen hat doch offenbar zuallererst die Belegschaft,
wie auch der einzelne Arbeiter.
Genauso rasch ist jedoch einsichtig, daß das betriebsärztliche Informationssystem zu seiner Entwicklung, Implementierung und Anwendung
Investitionen und laufende Personal- und Sachmittel verlangt. Diese
kommen vom Betrieb. Der Betrieb aber ist nur dann bereit zu solchen
Ausgaben, wenn er dabei einen Nutzen absehen kann. Ein betrieblicher
Nutzen wird letztlich immer in Geld ausgedrückt.
Wir können also davon ausgehen, daß der Nutzen eines betriebsärztlichen Informationssystems nicht ausschließlich bei der Belegschaft liegen kann. Viel allgemeiner schlägt sich diese Tatsache ja auch im Bewußtsein der Betriebsärzte nieder, die sich häufig, vielleicht sogar
in ihrer Mehrheit, als Mittler zwischen Betriebsleitung und Belegschaft verstehen; die den Nutzen ihrer Arbeit (also eventuell auch
eines Informationssystems) beiden Seiten zukommen lassen wollen; denen
es um einen Ausgleich der Interessen geht.
Im folgenden Beitrag will ich darlegen, daß sogar noch weitergehend
gerade nicht davon ausgegangen werden kann, daß der Nutzen des betriebsärztlichen Informationssystems bei der Belegschaft liegt. Ich
werde mich dabei vor allem auf prinzipielle Gesetzmäßigkeiten der kapitalistischen Produktionsweise stützen. Sicherlich müßten die abgeleiteten Aussagen durch empirische Studien noch konkretisiert werden.
In letzter Zeit werden auch verstärkt derartige Studien gefördert. Da
jedoch die Empirie immer nur das bestätigen oder widerlegen kann, was
als These aus allgemeineren Gesetzmäßigkeiten vorher abgeleitet wor-

den ist, ist es notwendig, an grundsätzliche Einsichten zu erinnern,
die die Entwicklung der hier bestehenden Produktionsverhältnisse betreffen. Ermutigt, dies zu tun, wurde ich durch Gespräche mit Studen-
ten der medizinischen Informatik, die während ihres Studiums offenbar
rasch an einem Punkt angelangt waren, wo sie Zweifel bekamen, ob die
Ziele, die sie mit diesem Studium verfolgten, überhaupt realisierbar
seien.

Computer: Maschinisierung von Kopfarbeit

Wenden wir uns zunächst der materiellen, der technischen Grundlage von
Informationssystemen zu, dem Computer. Er ist eine Maschine zur Verrichtung geistiger Tätigkeiten, sogar die wichtigste Maschine hierzu.
Die Datenverarbeitung ist die zugehörige Methode.
Geistige Tätigkeiten, Kopfarbeit, auf Maschinen zu übertragen, ist
erst dadurch möglich, daß diese Tätigkeiten formal beschrieben werden.
Sie müssen aus den Fesseln und Besonderheiten gelöst werden, denen sie
"in den Händen" des einzelnen geschickten Kopfarbeiters unterliegen,
der auf Grund seiner Erfahrung mit größerer oder geringerer Kunstfer-
tigkeit seine Arbeit verrichtet. Das Wesen, der Kern, das Allgemeine,
das Schema muß herausgeschält werden: der Algorithmus entsteht.
Am weitesten fortgeschritten in solch allgemein-abstrakter Beschreibung konkreter Kopfarbeit war die Mathematik. Deswegen entsteht der
Computer als Maschine zum Rechnen und Berechnen, und zwar nicht zum
Rechnen allgemein, sondern für spezielle Aufgaben statistischer und
ballistischer sowie navigatorischer Natur. Von vornherein geht es dabei um unmittelbar gesellschaftliche Arbeit, um Arbeit, die massenhaft
anfällt: sei es eine einfache Tätigkeit, die in großer Zahl wiederholt
werden muß; sei es eine komplizierte Tätigkeit, die einer großen Zahl
zusammenarbeitender Rechner bedarf (vgl. hierzu [1], [2]).
Die formale Beschreibung geistiger Tätigkeit ist die eine Voraussetzung ihrer Maschinisierung. Die Abbildung der allereinfachsten gei-
stigen Tätigkeiten (wie Hinzufügen oder Wegnehmen einer Einheit, An-
fügen oder Löschen eines Striches) auf mechanische oder elektrische
Vorgänge ist die andere. Die Beschreibung vieler Systeme und Prozesse
mit Hilfe der Mengentheorie oder formalen Logik und die logische Äqui-
valenz von Boolescher Algebra und Schaltungslehre sind deswegen wesentliche Ereignisse für die Maschinisierung. Wirklichkeit wird sie
erst dann, als die Maschinen gebaut werden können.
Die Ideen von Babbage mußten in Vergessenheit geraten, da es ihm nicht
gelang, eine maschinelle Konkretisierung seiner Pläne herzustellen.

Es gelang ihm nicht, diese Maschine zu bauen, da der Stand der Produktivkräfte im Bereich mechanischer Bauelemente nicht hoch genug war, besser noch, da die dazu analogen elektrischen und elektronischen Bauelemente noch nicht existierten.
Die technische Möglichkeit entscheidet jedoch nicht über den tatsächlichen Einsatz der Maschine. Dies geschieht nach Gesichtspunkten der Ökonomie. Wir müssen uns also ihr zuwenden.
Jeder Einsatz von Maschinerie als Arbeitsmittel bedeutet eine Steigerung der Produktivität der Arbeit. Auch die Arbeitsorganisation - oft selbst bewirkt durch neue Arbeitsmittel - hat erhöhte Produktivität zum Ziel. Größere Produktivität der Arbeit bedeutet, daß die durchschnittlich notwendige Arbeitszeit zur Herstellung einer bestimmten Ware bzw. zur Verrichtung einer Dienstleistung sinkt.
Der besondere Produktivitätszuwachs, den der Einsatz von Computern im Bereich geistiger Tätigkeiten bringt, besteht in folgendem. Planung, Entscheidung, Organisation, Verwaltung werden durch die Verallgemeinerung der algorithmischen Beschreibung auf den jeweils höchsten Stand gehoben, den die Gesellschaft kennt. In dem Maße, wie die Maschinisierung sich ausbreitet, wird dann der vorher höchste Stand zum allgemeinen. Anders ausgedrückt, wird die vorher effektivste Arbeit zur gesellschaftlich durchschnittlichen. Dieser Vorgang setzt sich durch über die Konkurrenz. Nur, wer den Anschluß an die gestiegene Produktivität findet, bleibt bestehen; die anderen gehen unter. Da geistige Tätigkeiten in aller Arbeit stecken, da insbesondere bei fortschreitender Vergesellschaftung der Arbeit die planerischen und organisatorischen Elemente des Produktionsprozesses relativ und absolut zunehmen, bedeutet die Maschinisierung eine bedeutende Rationalisierung.

<u>Rationalisierung</u>

Es ist bemerkenswert für unser Thema, daß der Begriff der Rationalisierung von manchen Autoren vermieden wird, gerade so, als ob sie die negativen Gesichtspunkte vermeiden wollten, die mit diesem Begriff oft verbunden werden. Bei den offeneren und weitsichtigeren Autoren ist dies nicht der Fall. Um zu belegen, daß gerade zu Beginn der Förderung der Datenverarbeitung in der Medizin der Gesichtspunkt der Rationalisierung eine wichtige Rolle spielte, seien einige Autoren angeführt. In der Denkschrift der DFG "Elektronische Datenverarbeitung in der Medizin" schreibt Karl Überla 1971:

Der Arzt im Krankenhaus kann in verschiedenen Bereichen durch Computer
unterstützt werden und seine spezifisch ärztlichen Aufgaben dadurch
besser wahrnehmen ... Zu dieser Unterstützung gehört die Rationalisierung des Krankenhausbetriebes von der Aufnahme bis zur Abrechnung, wobei ärztliche und organisatorische Aufgaben von dem gleichen System
geleistet werden. Zumindest müssen sie aufeinander abgestimmt sein.
Die Information, die über einen Patienten anfällt, muß dokumentiert
und festgehalten sowie für die verschiedenen Zwecke weiterverarbeitet
werden. Die Rationalisierung und die reibungslose Abwicklung des Ver-
kehrs zwischen den Krankenstationen, den Labors, der Apotheke, der Kü-
che, der Verwaltung usw. läßt sich mit Hilfe eines Datenverarbeitungs-
systems erreichen, steuern, präziser und schneller gestalten. Die zunehmende Kompliziertheit des Informationsflusses in großen Krankenhäu-
sern und der Engpaß im Klinik- und Verwaltungspersonal wird die Einführung solcher Krankenhaus-Informationssysteme auf die Dauer erzwin-
gen, wobei die spezifisch ärztlichen Belange des 'patient care' im
Vordergrund stehen müssen. Es ist durchaus noch offen, inwiefern eine
Kostenersparnis zu erwarten ist oder ob der Gewinn nicht ausschließlich
in der größeren Exaktheit und Leistungsfähigkeit solcher Systeme liegt."
[3, S.18]

Zu einer Zeit, wo der Einsatz der EDV im Gesundheitswesen noch über-

proportional viele Mittel für die Forschung verlangte, weswegen ja

auch die DFG Stellung bezog, weist Überla auf die Unterstützung des

Krankenhausarztes durch Rationalisierung des Betriebes hin. Klar ist

zu diesem Zeitpunkt Anfang der siebziger Jahre, daß ein großer Teil

der organisatorischen Arbeit durch EDV rationalisiert werden kann;

denn aus anderen Bereichen liegen Erfahrungen vor. Zweifel und Beden-

ken gibt es hinsichtlich EDV bei der ärztlichen Arbeit selbst. Die

Diagnose aus dem Computer sehen viele bereits als realisierbar, andere

warnen davor: häufig, weil sie meinen, der Arzt als Helfer des kran-

ken und verletzten Menschen könne nicht durch eine Maschine teilweise

ersetzt werden.

Als Forschungsbericht des BMBW erschien ein Jahr später eine "Studie

über die Anwendungen der Datenverarbeitung in der Medizin" von B. Schnei-

der. Wie die DFG-Denkschrift galt sie der Vorbereitung von Förderungs-

maßnahmen. Es heißt dort:

"Auch für die Medizin ist das langfristige Ziel bei der Einführung der
DV die Rationalisierung des Funktions- und Organisationsablaufs." Und
gleich weiter: "Der in der Medizin zu erreichende Nutzen kann nur
schwer quantitativ, z.B. durch einen bestimmten Geldbetrag, fixiert
werden. Es ist zwar im Rahmen von volkswirtschaftlichen Gesamtheiten
möglich, einen bestimmten finanziellen Gewinn oder Verlust, der infolge medizinischer Maßnahmen auftritt, zu fixieren; z.B. der mittlere
Produktionsgewinn, der z.B. durch eine Grippeimpfung erreicht werden
kann. Für den einzelnen Arzt ist aber nicht der Durchschnitt der Bevölkerung und nicht das Ergebnis einer bestimmten gezielten Gesund-

heitsmaßnahme verbindlich, sondern er muß jeden einzelnen Patienten in
jedem konkreten Fall medizinisch optimal versorgen. Hierbei einen finanziellen Vorteil zu fixieren, widerspricht sowohl den Vorstellungen
von Menschenwürde als auch von ärztlicher Ethik. Bei den Rationalisierungsüberlegungen in der Medizin müssen daher stets die ethischen Gesichtspunkte und der Schutz der Menschenwürde Vorrang vor einer rein
finanziellen Optimierung haben." [4, S.51 f.]

Schneider sieht also die Rationalisierung der Funktionen und Organisation der Medizin als den ersten Zweck des Einsatzes von DV. Doch sei
der finanzielle Nutzen dieser Rationalisierung nicht das Primäre,
schon deswegen nicht, weil man ihn nur schwer fixieren könne. Er geht
noch weiter und sieht einen Widerspruch zwischen finanziellem Vorteil
und Menschenwürde sowie ärztlicher Ethik. Die Ethik müsse bei der Rationalisierung der Medizin deswegen vor den Finanzen kommen.

"Das bedeutet, daß Rationalisierung in der Medizin nicht ökonomisch,
sondern funktionell verstanden werden muß. Ziel der Rationalisierung
kann es nicht sein, ausschließlich die Kosten zu senken oder den Gewinn zu optimieren. Das Ziel muß vielmehr darin bestehen, im Rahmen
des ökonomisch Möglichen die medizinische Versorgung der Bevölkerung
zu verbessern." [4, S.52]

In dieser Zusammenfassung seiner Position deutet Schneider den Ausweg
aus seinem Postulat vom Vorrang der Ethik an: "im Rahmen des ökonomisch Möglichen" nur soll die medizinische Versorgung der Bevölkerung
verbessert werden. Der Rahmen des ökonomisch Möglichen ist aber nun
mal finanziell abgesteckt, jedenfalls unter den herrschenden ökonomi-
schen Verhältnissen. Wenn also die ärztliche Ethik den Vorrang vor den
Finanzen haben soll, jedoch die Finanzen den Rahmen der Ethik abstek-
ken, so haben letztlich die Finanzen den Vorrang vor den Finanzen und
geben der Ethik einen Spielraum.

Ein paar Jahre später, nachdem die DV in der Medizin bereits eine be-
achtliche staatliche Förderung erfahren hatte und zu einem eigenen Wis-
senschaftsgebiet wurde, kann die Bundesregierung in ihrem 3. DV-Programm schon deutlicher werden:
"Die bisher erzielten Ergebnisse sind ermutigend. Zwar bestehen noch
große Schwierigkeiten insbesondere bei der gegenseitigen Anpassung von
Datenverarbeitungs-Lösungen und den bestehenden Organisations- und
Personalstrukturen (hier müssen z.T. noch psychologische Hemmnisse
abgebaut und die Schulung intensiver werden), aber es konnten insbesondere im administrativen Bereich und bei der Bewältigung von Massen-
aufgaben (z.B. im klinisch-chemischen Labor) klare Rationalisierungs-
effekte nachgewiesen werden." [5, S.76] So wurde "ein Programmsystem
zur einheitlichen maschinellen Buchhaltung und Betriebsabrechnung im
Krankenhaus entwickelt. Dies ist ein Beitrag zur Durchsetzung des Gesetzes zur wirtschaftlichen Sicherung der Krankenhäuser und zur Regelung der Krankenhauspflegesätze" [5, S.75].

Ziel der auf solchen Erfolgen aufbauenden weiteren Förderung ist es,

"mit Hilfe der Datenverarbeitung die Gesundheitsversorgung der Bevölkerung unter Beachtung ihrer Auswirkungen auf die Kostenentwicklung zu
verbessern und weiterzuentwickeln" [5, S.77].

Auch hier, 1976, bestimmen die Kosten also den Rahmen, innerhalb dessen die Gesundheitsversorgung verbessert werden soll. Bald danach, am 1.7.1977, tritt das Krankenversicherungs-Kostendämpfungsgesetz in Kraft. Im einzelnen sollen durch die Forschungsförderung "standardisierte Untersuchungen, Vorsorgeuntersuchungen, Vorsorgemaßnahmen, Rehabilitationsmaßnahmen und betriebsärztliche Maßnahmen" effektiver gestaltet werden [5, S.77]. Man kann hier den direkten Zusammenhang zwischen der Forschungsförderung und der Rationalisierung feststellen, die sich als Kostendämpfung niederschlägt.

Ich rufe diese Äußerungen in Erinnerung, weil sie programmatisch sind. Sie beziehen sich alle auf die staatliche Förderung der Datenverarbeitung in der Medizin. Sie geben als deren Hauptziel die Rationalisierung an. Und sie versuchen, auf die eine oder andere Art, dem negativen Beigeschmack, den Rationalisierung in aller Regel hervorruft, dadurch zu begegnen, daß sie die Besonderheiten der Medizin in den Vordergrund rücken: das Helfen und Heilen.

Reduktion auf Funktionen

Methodische Voraussetzung für die technische Durchführung der Maschinisierung von Kopfarbeit ist eine funktionelle Betrachtungsweise. Die Maschinisierung kann ja nur dann vorgenommen werden, wenn die Ergebnisse der lebendigen und der maschinellen Arbeit im Konkreten übereinstimmen, wenn also die Funktionen beider Arbeiten gleiche Ergebnisse liefern. Da er dies ständig zu beachten hat, ist die funktionelle Betrachtungsweise dem Informatiker quasi die natürliche. Sie ist gleichzeitig manchmal Anlaß zu moralischer Kritik, aus der manches des Unbehagens herrührt, das mit "Rationalisierung" verbunden wird.

Wenn dieses Unbehagen auch berechtigt ist, so greift doch eine moralische Kritik der Rationalisierung zu kurz. Auf einer Tagung der Evangelischen Akademie in Loccum wurde einmal die Haltung des kapitalistischen Betriebes seinen Arbeitern gegenüber folgendermaßen beschrieben:

"Der Betrieb braucht Menschen nicht als Menschen, ... sondern als Funktionen. Er braucht nicht den Franz S., nicht den Ernst K., nicht den Heinz B., sondern er braucht einen Schlosser, einen Kraftfahrer, einen Buchhalter.
'Braucht er keinen Buchhalter mehr, weil dessen Arbeit von einer Rechenmaschine übernommen wird, so muß er sich von Heinz B. trennen, so wertvoll dieser als Mensch sein mag... Der Mensch als solcher ist für den Betrieb nichts, die Funktionen, die er ausüben kann, alles ...
Funktionen und Funktionäre müssen ersetzbar sein. Da sie innerer Teil eines Ganzen, des Betriebes sind, sind sie ersetzbarer Teil und - von der Kehrseite gesehen - Ersatzteile.
Ersatzteile müssen daher griffbereit sein, eine Nummer tragen. Das Wesentliche und Wichtige an ihnen ist diese Nummer, die angibt, wie sie als Ersatzteil verwendet werden können" [6].

Dem Manager, der dies so formuliert hatte, wurde das persönlich ange-
kreidet, vermutlich aus Entrüstung über die Nummerierung der Arbeiter,
die im Zitat ausgedrückt wurde. Unabhängig davon, ob der Manager hier-
mit überhaupt seine eigene Sicht der Verhältnisse darstellen oder ob
er nur eine bestimmte Position deutlich kennzeichnen wollte, bringt
eine Empörung über das Nummerieren wenig, solange man nicht auf die
Interessen zu sprechen kommt, die mit der Nummerierung verbunden werden.

Denn tut irgendein Informatiker oder Programmierer, irgendein Stati-
stiker oder auch Werksarzt bei einer Trendanalyse etwas anderes, als
die betrachteten Subjekte auf Funktionen zu reduzieren - wozu es einfach praktisch ist, der Untersuchung förderlich und für die Computer-
Anwendung weitgehend unabdingbar, die Subjekte und ihre Funktionen zu
klassifizieren und damit zu nummerieren. Die Informatiker würden sich
eines ihrer nützlichsten Instrumente entledigen, wenn sie aus morali-
schen Gründen ("ein Mensch ist keine Nummer") plötzlich auf das Nummerieren verzichten würden. Auf der funktionellen Betrachtungsweise begründet sich gerade der Fortschritt der Produktivität in diesem Bereich!

Produktivkräfte und Produktionsverhältnisse

Auf dieser Ebene will ich die Kritik nicht führen, da sie am Wesentlichen vorbeizielt und außer Empörung oder unbrauchbaren Nummerierungs-
Verboten auch zu keinerlei Handlungsvorschlägen führen kann. Kommen
wir deswegen zurück zu dem Zuwachs an Produktivität, den die EDV als
Maschinisierung von Kopfarbeit bringt. Wir hatten gesehen, daß dieser
Produktivitätszuwachs in der Form der Senkung der gesellschaftlich
notwendigen Arbeitszeit entsteht.

Die Gesellschaft gewinnt dadurch gerade jenen Anteil an Arbeit, der
- bei gleichbleibender Produktenmenge - durch Einsatz der Maschinerie
eingespart wird. Wo und wie dieser Gewinn an gesellschaftlicher Arbeit
sich in der Gesellschaft niederschlägt, wer den Nutzen davon hat, das
hängt von den Produktionsverhältnissen ab. Arbeitszeitverkürzung und
Erleichterung der Arbeit können daraus resultieren, Verbesserung der
Gesundheit; aber auch Arbeitslosigkeit, Intensivierung der Arbeit,
Lohnsenkung und Verschlechterung der Gesundheit.

Hängt das, was in der Gesellschaft sich durchsetzt, vom mehr oder weniger zufälligen Willen ihrer Mitglieder, etwa der Politiker oder Juri-
sten oder Betriebsärzte ab, oder ist dies Gesetzmäßigkeiten unterwor-
fen, die wir dann in den Verhältnissen dieser Gesellschaft zu suchen
hätten?

Keine menschliche Gesellschaft existiert, ohne zu produzieren. Der
Zweck der gesellschaftlichen Produktion ist die Reproduktion der Gesellschaft. Mit Entfaltung der Produktivkräfte des Menschen in seiner
Auseinandersetzung mit der Natur wird die Reproduktion auf höhere Stufen angehoben, ein Vorgang, der uns als "Fortschritt" geläufig ist. In
diesem geschichtlich weit zurückreichenden Prozeß kommt es zur Spal-
tung der Gesellschaft in Klassen, zur Herausbildung verschiedener Formen von Klassengesellschaften. Die Übergänge von einer Klassengesell-
schaft zur anderen, die Revolutionen, sind bedingt durch eine besondere Zuspitzung des Widerspruchs zwischen Produktivkräften und Produktionsverhältnissen. Die Produktionsverhältnisse sind das Beharrende,
da sie der jeweils herrschenden Klasse die Früchte der Produktion sichern. Innerhalb bestehender Produktionsverhältnisse entwickeln sich
die Produktivkräfte fort, bis sie an deren Grenzen stoßen und diese
sprengen. So konnte der geschichtlich einmalige Fortschritt der Produktivkräfte, den die kapitalistische Produktionsweise bewirkt, erst
dann sich voll entfalten, als die adäquaten Produktionsverhältnisse
geschaffen waren: Zerstörung des feudalen Grundbesitzes, der die Arbeitskraft an den Boden fesselte; Freisetzen der Arbeitskraft und damit Beweglichkeit in jeder Hinsicht; bürgerliche Revolution; Entwicklung der großen Industrie. - Die wichtigste konkrete Form der Produktionsverhältnisse sind die Eigentumsverhältnisse.

Objektive Interessen

Diese kurzen Andeutungen müssen genügen für unsere Zwecke. Beim Einsatz von Computern stehen sich gegenüber die Interessen des Eigentü-
mers der Maschine und die Interessen des Arbeiters, der an dieser Maschine arbeiten soll bzw. der dort arbeitet, wo der Computer eingesetzt werden soll, bzw. der von den Ergebnissen dieses Einsatzes betroffen ist. Es stehen sich gegenüber Produktionsmittelbesitzer und
Arbeitskraftbesitzer.
Völlig zu Recht verlangt der Produktionsmittelbesitzer, der die Arbeitskraft kauft, den vollen Nutzen vom Einsatz der Arbeitskraft. Völlig zu Recht verlangt der Arbeitskraftbesitzer beim Verkauf seiner
Ware Arbeitskraft den vollen Wert. Es stehen sich gegenüber das Recht
auf den Gebrauchswert und jenes auf den Tauschwert der Arbeitskraft.
Beide Rechte können nicht gleichzeitig gelten: denn der Käufer der Arbeitskraft will diese zu seinem Vorteil so stark wie möglich vernut-
zen; der Verkäufer aber will sie erhalten. Der Käufer will sie ver-
nutzen und hat auch den Anspruch darauf, weil er nur so sein einge-

setztes Kapital vermehren kann und nicht anders; und weil die Konkurrenz der anderen Kapitale ihn zwingt, rascher mehr Wert und Mehrwert
zu produzieren. Der Verkäufer dagegen will die Arbeitskraft erhalten,
weil sie die einzige Ware ist, die er auf dem Markt anbieten kann.
Dieser prinzipielle Widerspruch wohnt der kapitalistischen Produktionsweise inne. Aus ihm heraus hat sie sich entwickelt. Aufrecht erhalten wird sie dadurch, daß der Staat die Produktionsverhältnisse
schützt, vor allem das Privateigentum an den Produktionsmitteln garantiert.
Dieses Verhältnis von Lohnarbeit und Kapital besteht objektiv. Die
Interessen der tragenden Klassen dieses Verhältnisses sind ebenso
objektiv gegeben. Das Klasseninteresse setzt sich jedoch nicht automatisch, quasi mechanisch, in jedes Mitglied einer Klasse fort. Objektive Verhältnisse und subjektives Bewußtsein können auseinanderklaf-
fen: durch eine Umfrage wird man nur schwer das objektive Interesse
feststellen können.

Betriebsärztliches Informationssystem

Betrachten wir als Beispiel für die Anwendung der EDV im Gesundheitswesen betriebsärztliche Informationssysteme. Neben einer Reihe anderer
Funktionen sollen sie benutzt werden, um "den richtigen Mann auf den
richtigen Arbeitsplatz" zu setzen, eine ausdrückliche Zielsetzung der
Arbeit des Betriebsarztes [7, S.29]. Bei entsprechend sorgfältiger
Strukturierung der Daten und Definition der Deskriptoren lassen sich
sowohl Gesundheitszustand und Fähigkeiten des Arbeiters, als auch Anforderungen und Gefährdungen des Arbeitsplatzes so gut beschreiben,
daß für einen Großbetrieb, einen Konzern oder gar die gesamte Volks-
wirtschaft mit nützlichen Hinweisen für den Einsatz der verfügbaren
Arbeitskraft zu rechnen ist. In etlichen Konzernen wird deswegen auch
an solchen Systemen gearbeitet, in der Regel als Teil umfassender Per-
sonalinformationssysteme oder in Koppelung an solche.
Als Beispiel für die günstigen Wirkungen solcher Systeme auf die Arbeiter wird manchmal angeführt, daß sie es erleichtern, auch für eine
beschädigte Arbeitskraft noch Arbeit zu finden. Sehen wir dies genauer
an. Der ältere oder durch Unfall oder Krankheit teilweise behinderte
Arbeiter, der auf Grund seiner Behinderung etliche Zeit arbeitslos
ist, wird selbstverständlich froh sein, wenn er überhaupt wieder Arbeit erhält. Geschieht solche Vermittlung mit Unterstützung eines Informationssystems, so kann ihm dies nur recht sein.
Einsichtigerweise kann die für einen teilweise Behinderten mögliche

Arbeit nur relativ einfache Arbeit sein. Die Funktionen, die er aus-
führen kann, müssen dieselben sein, die die Arbeit verlangt. Ergebnis
der Rationalisierung ist nun gerade die Reduktion komplizierter -auf
einfache Arbeit. Einfache Arbeit wird aber auch geringer entlohnt, da
die Reproduktion der Arbeitskraft für einfache Arbeit weniger Kosten
verursacht. Interesse des Unternehmers ist es also, für einfacher ge-
wordene Arbeiten auch nur solche Arbeitskraft kaufen zu müssen, die
weniger Lohn zu beanspruchen hat.

Der eine ist froh, überhaupt Arbeit zu finden; der andere ist froh,
die Lohnkosten senken zu können. Diese widersprechenden Interessen
sollen mittels der betriebsärztlichen Informationssysteme abgeglichen
werden. Scheinbar tritt dies auch ein - jedoch für den Arbeiter auf
Kosten seines Lohnes, also seiner Reproduktion.

Es setzt sich das Interesse durch, das über die Maschinen verfügt.
Niemand kann ernsthaft von einem Unternehmer erwarten, daß er sein Kapital zur Verfügung stellt, damit Computer davon bezahlt werden, deren
Anwendung sich gegen des Unternehmers Interessen richtet. Freiwillig
jedenfalls wird er das nicht tun.

Ergänzen wir dies durch ein paar Hinweise. Die automatisch geführte
Statistik über Arzneimittelverbrauch gibt dem Arzt wichtige Hinweise über Reaktionen seiner Patienten; unter dem Gesichtspunkt der Kostendämpfung bewirkt sie, daß der Arzt kontrolliert wird und die Masse
der Versicherten billigere und damit häufig schlechtere Medizin erhält.
Die automatisierte Laboruntersuchung ermöglicht raschere Befunde und
serienweise Untersuchung; unter dem Gesichtspunkt der Kostendämpfung
bedeutet sie schärfere Ausnutzung der Arbeitskraft des Personals. Die
vom Prozeßrechner gesteuerte Patientenüberwachung ermöglicht ein prä-
zises und schnelles Reagieren auf einen Zustandswechsel; unter Kostendämpfung führt auch sie zu höherer Belastung des Personals. Das Informationssystem zur Einsatzplanung aller Ressourcen einer Krankenstation
ermöglicht Verkürzung von Wartezeiten und gleichmäßige Auslastung;auch
dies bedeutet konkret höhere Belastung, bei Versäumnis von Terminen
eventuell Zusatzgebühren für den Patienten.

Betriebsärzte als Mittler?

Betriebsärzte, wie oft auch Ingenieure, verstehen sich als Mittler zwischen beiden Interessen. Sie wollen aus dem Konflikt herausgehalten werden und berufen sich auf ihre ärztliche Kunst, auf die Schweigepflicht.
Das Arbeitssicherheitsgesetz legt sie deswegen (§1, §3) auf den Arbeitgeber fest, mit kosmetischer Korrektur hinsichtlich des Betriebsrates
(§ 9). Man kann aber nicht gleichmäßig den Arbeitgeber unterstützen

und mit dem Betriebsrat zusammenarbeiten. Wobei schon das Gesetz die
Gewichte eindeutig verteilt: denn ohne Frage ist es nützlich für die
"Unterstützung" des Arbeitgebers, mit dem Betriebsrat "zusammenzuarbeiten". Die Betriebsärzte haben auch nur "bei der Erfüllung ihrer Aufgaben", nicht sonst, mit dem Betriebsrat zusammenzuarbeiten. Ihre Aufgaben aber sind im § 3 festgelegt als Konkretisierung der Unterstützung
des Arbeitgebers. Man stelle sich die Gesetzesformulierungen so vor:der
Betriebsarzt hat die Belegschaft zu unterstützen und untersteht deshalb
dem Betriebsrat; der Arbeitgeber hat ihm alle für seine Aufgaben notwendigen Mittel zu stellen!
Das Gesetz also sagt eindeutig, wohin der Betriebsarzt gehört. Daß
dennoch einzelne Betriebsärzte in der Praxis die Belegschaft hin und
wieder unterstützen, ändert daran nichts. Ein Betriebsarzt aber, der
offen auf der Seite der Belegschaft steht, wird es schwer haben, seine Arbeit zu behalten.
Informationssysteme nutzen dem, dem sie gehören. Das Eigentum entscheidet über den Nutzen, nicht die Technik. Unter bestehenden Verhältnissen
wäre für die Belegschaften schon einiges gewonnen, wenn sie Betriebsärzte soweit auf ihre Seite ziehen könnten, daß diese sich für eine
Kontrolle des betriebsärztlichen Dienstes durch die Betriebsräte ein-
setzen bei voller Bezahlung durch die Unternehmer. Unter solchen Um-
ständen wäre auch für die Betriebsärzte einiges gewonnen. Denn sie
könnten dann uneingeschränkt sich der Sorge und Hilfe für ihre Patienten annehmen.

Literatur

[1] B.Randell (ed.): The Origins of Digital Computers. Berlin, Heidelberg, New York: Springer. 1973

[2] K.Zuse: Der Computer - mein Lebenswerk. München: Verlag moderne
Industrie. 1970.

[3] K.Überla: Elektronische Datenverarbeitung in der Medizin - Stand
und Entwicklung. Denkschrift. Deutsche Forschungsgemeinschaft.
Bonn 1971.

[4] B.Schneider: Studie über die Anwendung der Datenverarbeitung in
der Medizin. BMBW Forschungsbericht DV 72-03. Bonn 1972.

[5] Bundesminister für Forschung und Technologie (Hrsg.): Drittes
DV-Programm 1976-1979.Bonn 1976.

[6] DGB: Betriebliche Ausbildung und Beurteilungsbögen. Düsseldorf 1971.

[7] F.Gierse, R.W.Mühlmann, J.Rainer: Betriebsärzte und Sicherheits-
kräfte. Arbeitgeberverband der Metallindustrie Köln. 1976.

ASPEKTE DES PERSÖNLICHKEITSSCHUTZES BEI GESUNDHEITSINFORMATIONSSYSTEMEN

B. ZIEGLER-JUNG
Medizinisches Information-Zentrum, Berlin

0. Vorbemerkungen

Datenschutz im Gesundheitsbereich ist zur Zeit ein viel diskutiertes
Thema: Die Inanspruchnahme der Problematik wird allerorts als dringlich bezeichnet. Das ist einerseits durch die Tatsache bedingt, daß
der Einzelne ein starkes Interesse hat, daß seine medizinischen Daten
nicht an unbefugte Personen gelangen, da ihm daraus ein großer Schaden
entstehen kann. Kaum in einem anderen Bereich sind die Möglichkeiten
der Diskriminierung so umfassend wie im Sozialbereich, da die Einstellung zur Krankheiten häufig durch Vorurteile geprägt ist. Wichtig ist
in diesem Zusammenhang auch, daß es den betroffenen Individuen erhebliche materielle Nachteile bringt, wenn ihnen Gesundheitsleistungen
nicht gewährt werden. Eine besondere Rolle spielt dabei auch die Vertraulichkeit im Arzt-Patientenverhältnis, das sich in den letzten Jahren in umfassendem Wandel befindet. Andererseits wird der Computer in
der Medizin in zunehmendem Maße eingesetzt.

Der Datenschutz soll in diesem Spannungsfeld auch einen Interessenaus-
gleich zwischen verfassungsmäßig garantierten Rechten bewirken. Dabei
geht es sowohl um den Schutz der Persönlichkeit des Individuums vor
Mißbrauch als auch um die richtige Verteilung und Verwendung unnötiger oder einseitig belastender Maßnahmen der Informationsverarbeitung
(3). Die folgenden Ausführungen beschränken sich auf Ausführung zu dem
Schutz der individuellen Persönlichkeit, d.h. auf Aspekte des Persönlichkeitsschutzes bei Gesundheitsinformationssystemen.

1. Gegenstand und Ziel des Persönlichkeitsschutzes

Die Aufgabe des Persönlichkeitsschutzes ist darin zu sehen, Verletzungen des individuellen Persönlichkeitsrechtes zu verhindern[1], d.h. Beeinträchtigungen und Mißbrauch vorzubeugen. Das allgemeine Persönlichkeitsrecht ergibt sich aus den Artikeln 1 und 2 des Grundgesetzes. Es wurde in der Literatur (2, 1o) zu dem 'informationellen Selbstbestimmungsrecht' konkretisiert, das im Gesundheitsbereich auch das Recht des Individuums auf Vertraulichkeit umfaßt. Die Zielsetzung des Datenschutzes führt zu der Frage nach den Gefahren, die bei der Datenverarbeitung im Gesundheitsbereich für die Rechte des Individuums bestehen.

2. Gefahren für die Rechte des Individuums

Der Einsatz der elektronischen Datenverarbeitung in der Medizin hat u.a. zu systematischerer Sammlung und zu einer Anhäufung von Gesundheitsdaten[2] geführt. Die EDV hat der Praxis die Möglichkeiten eröffnet, Gesundheitsdaten, die zur Durchführung der Aufgaben der Gesundheitseinrichtung nicht erforderlich sind, quasi auf Vorrat zu speichern. Dadurch ist aber das individuelle Selbstbestimmungsrecht beeinträchtigt, denn nach unserer Verfassung darf in Grundrechte nur aufgrund eines Gesetzes und auch dann nur im verhältnismäßigen, notwendigen und geringstmöglichen Ausmaß eingegriffen werden.

Weiterhin hat die intensive Verarbeitung von Gesundheitsdaten mittels EDV zu der Gefahr geführt, daß Gesundheitsdaten für rechtlich und rechtspolitisch unerwünschte Zwecke verwendet werden (13). Die folgenden Beispiele sollen realitätsnahe Möglichkeiten veranschaulichen:

---

1) vgl. § 1 BDSG (Gesetz zum Schutz von Mißbrauch personenbezogener Daten bei der Datenverarbeitung vom 27.1.1977, Bundesdatenschutzgesetz - BDSG 1 I, 1977, 2o1)

2) Unter Gesundheitsdaten werden alle im 'Medizinbetrieb' anfallenden Daten verstanden (16).

1. Die Weitergabe von Daten über Rauschgiftsüchtige kann den Zweck
    haben, sie einer erfolgsversprechenden Rehabilitation zuzuführen.
    Die Weitergabe kann aber auch dazu dienen, diesen Personenkreis
    politisch zu überwachen (9).

2. Durch die schnelle Zusammenführung von Gesundheitsdaten aus ver-
    schiedenen Datenquellen können wissenschaftliche Hypothesen über-
    prüft werden. Es besteht aber auch die gefährliche Möglichkeit,
    durch Verknüpfung von Daten Abbilder eines Individuums zu erstel-
    len und sie zu Gesundheitsprofilen zusammenzufassen.

3. Betriebsärztliche und personelle Informationssysteme könnten dazu
    dienen, für jeden Arbeitnehmer einen geeigneten Arbeitsplatz zu
    finden. Sie können aber auch verwendet werden, um Informationen
    über Krankheiten zu erhalten, um die betroffenen Arbeitnehmer
    nicht einzustellen bzw. zu kündigen.

Daß diese Verwendung von Gesundheitsdaten zu schwerwiegenden Nachtei-
len für den Einzelnen führen kann, geht aus den Beispielen deutlich
hervor. Während der erste Fall Diskriminierung und gesellschaftliche
Sanktionen nach sich ziehen mag, entsteht dem Individuum im zweiten
Fall daraus ein Schaden, daß seine gesundheitlichen Verhältnisse un-
vollständig und unrichtig wiedergegeben werden. Gesundheitsprofile
können den Einzelnen nicht richtig abbilden, weil sie in der Regel nur
harte Fakten enthalten. Das Individuum wird aber erst im Zusammenhang
mit dem Kontext, seiner Lebensgeschichte und seinem sozialen Umfeld
entsprechend dargestellt. Die gespeicherten Daten sind häufig auch
veraltet, weil sie infolge der raschen Änderung des Gesundheitszu-
standes keine Aktualität besitzen. Gesundheitsprofile werden nur wenige objektive Aussagen über ein Individuum treffen können, da sie in
erheblichem Maße auf subjektiven Wertungen basieren, die möglicherweise von Arzt zu Arzt variieren.

Der Schaden liegt hier in immateriellen und materiellen Konsequenzen.
Unter Bezugnahme auf das dritte Beispiel ist der Fall denkbar, daß ein
Bewerber nicht eingestellt wird, obwohl der Betriebsarzt ihn als geeignet bezeichnete, weil der Arbeitgeber Kenntnis von einer früheren
psychiatrischen Behandlung erhalten hat. Wie praxisnah dieses Beispiel
ist, wird klar, wenn man an die mangelnde Abschottung von Personalinformationssystemen zu der betriebsärztlichen Datenverarbeitung denkt.

Darüber hinaus hat sich der Einsatz der EDV in der Medizin nachteilig
auf das individuelle Verhalten ausgewirkt. Immer mehr Menschen be-
fürchten, daß ihre intimsten Daten Unbefugten offenbart werden. Sie
leben in der Angst vor der Ausforschung durch andere, vor gesellschaftlichen Sanktionen und Diskriminierung. Damit sie nicht auffallen,
nicht aktenkundig werden, passen sie ihr Verhalten an gegebene Normen
an und verlieren auf diese Weise einen Teil ihrer Individualität. Daß
sich diese Angst nivellierend auf das soziale Leben innerhalb der Gesellschaft auswirkt, ist bereits gegenwärtig zu beobachten (5).

3.   Internationale Regelungen zum Persönlichkeitsschutz

Um die oben beschriebenen Gefahren nicht Realität werden zu lassen,
wurden weltweit Gesetze zum Datenschutz geschaffen, die teilweise auch
für den Gesundheitsbereich spezifische Regelungen enthalten. Außerdem
gibt es eine Anzahl unterschiedlicher nationaler Vorschriften, die die
Geheimhaltung von Gesundheitsdaten bezwecken und die Schweigepflicht
und Weitergabeverbot beinhalten[1]. Diese Entwicklung ist in den Ver-
einigten Staaten am weitesten vorangeschritten: Dort werden zur Zeit
drei Gesetzesentwürfe zum Schutz medizinischer Daten diskutiert. Auch
in der Bundesrepublik gibt es Ansätze zu einem für den Gesundheitsbereich spezifischen Datenschutzgesetz, das, insbesondere im Zusammenhang mit der Novellierung des Sozialgeheimnisses, erörtert wird.

Für den europäischen Raum haben die Modellregelungen des Europarates
für elektronische medizinische Datenbanken[2] wichtige Richtlinien für
den Erlaß nationaler Vorschriften gebracht. Die Modellregelungen haben
das Ziel, die Vertraulichkeit und die Sicherheit personenbezogener Gesundheitsdaten zu gewährleisten. Die darin enthaltenen Prinzipien sollen die verantwortlichen Personen befähigen, eigene auf ihr spezielles
medizinisches Informationssystem bezogene Regelungen zu entwickeln und
anzuwenden. Außerdem bezwecken sie, das Datenschutzbewußtsein zu erweitern und eine gemeinsame Problemlösung aller Beteiligten zu fördern.

---

1)   vgl. § 2o3 Strafgesetzbuch, § 35 Sozialgesetzbuch

2)   Council of Europe, Model Regulations on Electronic Medical
      Databanks, Stand 1978

Die Modellregelungen weisen auf die Notwendigkeit hin, medizinische
Datenbanken nach ethischen Prinzipien zu gestalten. Sie fordern, betroffene Individuen und gesellschaftliche Gruppen an der Planung medizinischer Datenbanken zu beteiligen und vor deren Realisierung Regelungen über Inhalt, über Zugriffsberechtigte, Träger der Datenbank,
über Verwendungszwecke, Löschungsfristen, Rechte des Betroffenen und
über technische und organisatorische Datenschutzmaßnahmen zu treffen.

4.   <u>Grundsätze für die weitere bereichsspezifische Gesetzgebung</u>

Aus den Modellregelungen des Europarates und aus übertragbaren internationalen Vorschriften werden acht Grundsätze vertreten, an denen
sich die nationale bereichsspezifische Gesetzgebung orientieren sollte:

1.   Eine Zusammenführung von Gesundheitsdaten mittels elektronischer
     Datenverarbeitung zu Persönlichkeitsprofilen ist untersagt.

2.   Gesundheitsdaten dürfen nur für einen rechtmäßigen, eindeutig de-
     finierten Zweck in dem dafür erforderlichen geringstmöglichen
     Umfang verarbeitet werden.

3.   Personenbezogene Gesundheitsdaten sind grundsätzlich vertraulich
     zu behandeln. Sie dürfen nur aufgrund einer gesetzlichen Vor-
     schrift oder mit Einwilligung des Betroffenen Dritten gegenüber
     offenbart werden. Die Einwilligung des Betroffenen muß nach den
     Kriterien des 'informed consent' eingeholt werden (15). Diese
     Kriterien besagen, daß der Einwilligende vor Beginn der Daten-
     verarbeitung über die Art der Daten, über den Zweck der Verarbei-
     tung und über den Empfängerkreis informiert wird. In ihrer in-
     haltlichen Gestaltung setzen die Kriterien Freiwilligkeit,
     Schriftform, Widerrufsmöglichkeit voraus.

4.   Für Zwecke der Forschung sind grundsätzlich anonymisierte und
     aggregierte Daten zu verwenden. Dabei ist im Einzelfall zu prü-
     fen, ob eine Reidentifikation der Betroffenen erfolgen kann. Nur
     in Ausnahmefällen (z.B. für Zwecke epidemiologischer Forschung)
     dürfen personenbezogene Gesundheitsdaten verarbeitet werden. Hier
     sollte die Zulässigkeit an ein Genehmigungsverfahren gebunden

werden, bei dem die Lizenz von einer Institution erteilt wird,
in der sowohl die Interessen der Betroffenen als auch die Belange
der Forschung vertreten sind.

5. Für Zwecke der Gesundheitsplanung sind ausschließlich aggregier-
te oder anonymisierte Daten zu verwenden.

6. Das Individuum muß über seine personenbezogenen Gesundheitsdaten
verfügen können. Die speichernde Gesundheitseinrichtung hat den
Betroffenen darüber zu informieren, daß seine Daten kostenlose
Auskunft über die Inhalte der Speicherung und der Weitergabe verlangen kann. Die Auskunft sollte in der Regel mündlich durch einen vom Betroffenen benannten Arzt des Vertrauens erteilt und
durch schriftliche Unterlagen ergänzt werden, die bei dem Betroffenen verbleiben. Zusätzlich muß der Betroffene auch die Möglichkeit haben, in medizinische Unterlagen Einsicht zu nehmen und Kopien anzufertigen.

7. Elektronisch gespeicherte Gesundheitsdaten sind nach der Erfüllung des bestimmungsgemäßen Verwendungszweckes zu löschen. Sie
sind auch zu löschen, wenn Zweifel an ihrer Richtigkeit bestehen
und der Betroffene dies verlangt.

8. Bei Gesundheitsdaten besteht ein erhöhtes Schutzbedürfnis. Dies
rechtfertigt einen besonders hohen finanziellen Aufwand für technische und organisatorische Datenschutzmaßnahmen.

5. **Schwerpunkte für die Weiterentwicklung
   des Persönlichkeitsschutzes**

Bei der Weiterentwicklung des Persönlichkeitsrechtes ist die verstärk-
te Beteiligung der Betroffenen besonders wichtig. Partizipation bedeutet hier primär Mitwirkung der Bürger an der Planung von Gesundheitsinformationssystemen. Sie beinhaltet aber auch eine Beteiligung
an der Genehmigung riskanter Forschungsvorhaben und an der Kontrolle
bei deren Realisierung. Die wirkungsvolle Mitsprache des Einzelnen
setzt bürgergerechtes und unbürokratisches Informieren voraus. Entsprechende Verfahren sind mit in die bereichsspezifische Gesetzgebung
aufzunehmen. In diesem Zusammenhang müßten auch die - hauptsächlich

von ärztlicher Seite - vertretenen Eigentumspositionen an medizinischen Unterlagen persönlichkeitsschutzkonform geregelt werden.

Der zweite Schwerpunkt liegt darin, daß die bereichsspezifischen Regelungen die Entwicklung des medizinischen Umfeldes berücksichtigen. Normen zum Gesundheitsdatenschutz müssen in direktem Bezug zu dem Informationsbedarf getroffen werden, der sich aus der weiteren Entwicklung der Medizin als Wissenschaft und den nationalen gesundheitspolitischen Zielen ergibt. Um eine gerechte Verteilung der Informationen innerhalb der Gesellschaft zu erreichen, ist zwischen den Belangen des Persönlichkeitsschutzes und den Interessen an einem Zugang zu Gesundheitsdaten abzuwägen.

Der dritte Schwerpunkt weist darauf hin, daß sich bereichsspezifische Regelungen an dem geplanten Einsatz der Informationstechnologien in der Medizin orientieren sollten. Ethische Grundsätze müssen dabei stärkere Berücksichtigung finden.

6. <u>Schlußbemerkungen</u>

Der Präsident der GMDS hat im September 1979 in Berlin hervorgehoben, daß Datenschutz notwendig sei. Er hat aber auch davor gewarnt, 'jeden Arzt von vornherein als potentiellen Kriminellen einzustufen'[1]. Aus obigen Ausführungen sollte hervorgehen, daß eine Kriminalisierung der Ärzteschaft nicht das Anliegen des Persönlichkeitsschutzes sein kann. Der Persönlichkeitsschutz beinhaltet vielmehr partnerschaftliches Zusammenwirken von Arzt, Patient und allen an der Gesundheitsversorgung Beteiligten. Persönlichkeitsschutz heißt nicht, Horrorbilder aufzubauen, sondern Prophylaxe zu betreiben, damit die weitere Entwicklung des Persönlichkeitsrechtes demokratisch gestaltet wird.

---

1)   siehe Tagesspiegel vom 23.9.1979

Literatur

(1)   Beier, B.,Datenschutz der Medizin.
      (Dissertation an der Universität Frankfurt, 1979)

(2)   Brinckmann, H., Datenschutz und Recht auf Information,
      in Kilian, W., Lenk, K., Steinmüller, W. (Hrsg),
      Datenschutz, Beiträge zur juristischen Informatik
      (Band 1), Frankfurt 1973.

(3)   Bundesbeauftragter für den Datenschutz,
      2. Tätigkeitsbericht. Deutscher Bundestag,
      8. Wahlperiode, Drucksache 8/3570.

(4)   Griesser, G. (Hrsg.), Realization of Data Protection in Health
      Information Systems. Amsterdamm 1977.

(5)   Hoffmann, G., Erfaßt, Registriert, Entmündigt. Ff/M.1979

(6)   IMIA (International Medical Informatics Association) Working
      Group 4, Data Protection in Health Information Systems.
      Amsterdamm 1980.

(7)   Kaase, M., Krupp, H.-J., Pflanz, M., Scheuch, E., Simitis, Sp.
      (Hrsg.), Datenzugang und Datenschutz. Königstein 1980.

(8)   Kilian, W., Porth, A. (Hrsg.), Juristische Probleme der Daten-
      verarbeitung in der Medizin. Berlin 1979.

(9)   Lenk, K., Datenschutz in der öffentlichen Verwaltung, in:
      Kilian, W., Lenk, K., Steinmüller, W. (Hrsg.), aaO.

(10) Mallmann, Ch., Datenschutz in Verwaltungsinformationssystemen.
      München 1976

(11) Podlech, A.,Datenschutzprobleme einer Dokumentation im ver-
      trauensärztlichen Dienst und der gemeinsamen Forschung im Be-
      reich der gesetzlichen Sozialversicherung. BPT-Bericht 4/78,
      München (Gesellschaft für Strahlen - und Umweltforschung mbH)
      1978.

(12) Simitis, S., Dammann, U., Mallmann, O., Reh, H.-J.,
      Kommentar zum Bundesdatenschutzgesetz. 1. Auflage, Baden-Baden
      1978.

(13) Steinmüller, W., Ermer, L., Schimmel, W.,
      Datenschutz bei riskanten Systemen. Berlin 1978.

(14) Steinmüller, W., Erfordernisse des Datenschutzes bei der
      wissenschaftlichen Auswertung von Informationen der gesetzlichen
      Krankenversicherung. Bonn 1979.

(15) Westin, A., Computers, Health Records and Citizen Rights.
      New York 1976.

(16) Ziegler-Jung, B., Datenschutz bei der Forschung mit Gesundheits-
      daten. Datenverarbeitung im Recht (DVR) 3, 1979.

<u>Liste der Referenten, Vorsitzenden und Tagungsleiter</u>

Blomberg, A., Dr.
    Industrieanlagen Betriebsgesellschaft m.b.H.
    Einsteinstr. 20
    8012 Ottobrunn

Dahlke, W., Dr.
    Betriebsärztliche Abteilung
    Volkswagenwerk AG
    3180 Wolfsburg

Dietrich, C., Dr. Dipl.-Phys.
    Industrieanlagen Betriebsgesellschaft m.b.H.
    Einsteinstr. 20
    8012 Ottobrunn

Döcke, H.R.
    Sozialministerium Niedersachsen
    Hinrich Wilh. Kopf Platz 2
    3000 Hannover 1

Eggeling, F., Dr.
    Sozialministerium Niedersachsen
    Hinrich Wilh. Kopf Platz 2
    3000 Hannover 1

Gerdel, W., Dr.
    Institut für Dokumentation und Information über
    Sozialmedizin und öffentliches Gesundheitswesen
    Westerfeldstr. 15
    4800 Bielefeld

Hochadel, H.
    BASF
    6700 Ludwigshafen

Kilian, W., Prof. Dr.
    Universität Hannover
    Fachbereich Rechtswissenschaften
    Hanomagstr. 8
    3000 Hannover 91

Kimpel, E., Dr.
    Energieversorgung Schwaben AG
    Ohmstr. 16
    7100 Heilbronn

Köhler, C.O., Dr.
      Institut für Dokumentation, Information
      und Statistik am Deutschen Krebsforschungs-
      zentrum
      Im Neuenheimer Feld 280
      6900 Heidelberg 1
Koch, W., Dipl.-Inform.Med
      Boehringer Mannheim G.m.b.H
      Biochemica Werk Tutzing
      Abt. D-EEB
      Bahnhofstr. 9-15
      8132 Tutzing
Koch, W., Dr.
      Betriebsarztzentrum
      Mannesmann Röhrenwerke AG
      Wiesenstraße
      4330 Mülheim
Korb, H.
      Volkswagen AG
      3180 Wolfsburg 1
Korb, W. Dr.
      Betriebsärztlicher Dienst
      Siemens AG
      Hofmannstr. 51
      8000 München 70

Lange, H., Dr.
      Institut für Dokumentation und Information
      über Sozialmedizin und öffentliches
      Gesundheitswesen
      Westerfeldstr. 15
      4800 Bielefeld
Link, R.
      BASF
      6700 Ludwigshafen

Möhr, J.R., Prof. Dr.
      Institut für Medizinische Dokumentation,
      Statistik und Datenverarbeitung
      Universität Heidelberg,
      Im Neuenheimer Feld 325
      6900 Heidelberg 1

Nacke, O., Prof. Dr.
       Institut für Dokumentation und Information
       über Sozialmedizin und öffentliches Gesund-
       heitswesen
       Westerfeldstr. 15
       4800 Bielefeld

Nake, F., Prof.
       Fachbereich 2
       Universität Bremen
       2800 Bremen 33

Ostheimer, E., Dr.
       Industrieanlagen Betriebsgesellschaft m.b.H.
       Einsteinstr. 20
       8012 Ottobrunn

Pott, R. Dr.
       Ärztliche Abteilung
       Norddeutsche Affinerie
       Horestr. 44
       2000 Hamburg 28

Schieffer, H.P.
       Mannesmann Datenverarbeitung G.m.b.H.
       Rehhecke 50
       4030 Ratingen 4

Sokoll, G., Dr.
       Hauptverband der gewerblichen
       Berufsgenossenschaften
       Langwartweg 103
       Postfach 150 140
       5300 Bonn 1

Stelgens, P. Dr.
       Berufsgenossenschaftliches Arbeits-
       medizinisches Zentrum Rhein Neckar
       Hebelstr. 7
       6901 Eppelheim

Thiess, A.M., Prof. Dr.
       Arbeitsmedizinischer Direktor
       BASF
       6700 Ludwigshafen

Wagner, G., Prof. Dr.
    Institut für Dokumentation, Information und Statistik
    am Deutschen Krebsforschungszentrum
    Im Neuenheimer Feld 280
    6900 Heidelberg 1

Ziegler-Jung, B.
    Rechtsanwältin
    Datenschutzbeauftragte
    Medizinisches Informationszentrum G.m.b.H.
    Einemstr. 9
    1000 Berlin 30

Bio-mathematics

Managing Editors: K. Krickeberg, S. A. Levin

Forthcoming Volumes

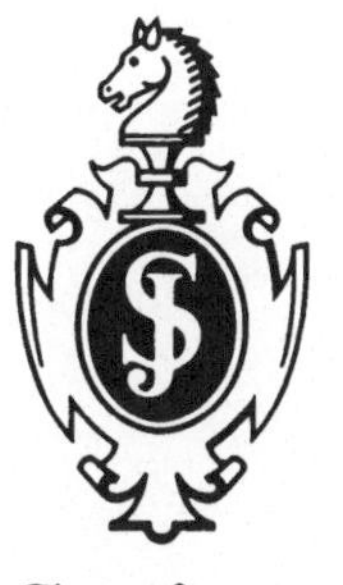

Springer-Verlag
Berlin
Heidelberg
New York

Volume 8
A. T. Winfree

The Geometry of Biological Time

1979. Approx. 290 figures. Approx. 580 pages
ISBN 3-540-09373-7

The widespread apperance of periodic patterns in nature reveals that many living organisms are communities of biological clocks. This landmark text investigates, and explains in mathematical terms, periodic processes in living systems and in their non-living analogues. Its lively presentation (including many drawings), timely perspective and unique bibliography will make it rewarding reading for students and researchers in many disciplines.

Volume 9
W. J. Ewens

Mathematical Population Genetics

1979. 4 figures, 17 tables. Approx. 330 pages
ISBN 3-540-09577-2

This graduate level monograph considers the mathematical theory of population genetics, emphasizing aspects relevant to evolutionary studies. It contains a definitive and comprehensive discussion of relevant areas with references to the essential literature. The sound presentation and excellent exposition make this book a standard for population geneticists interested in the mathematical foundations of their subject as well as for mathematicians involved with genetic evolutionary processes.

Volume 10
A. Okubo

Diffusion and Ecological Problems: Mathematical Models

1979. Approx. 114 figures. Approx. 300 pages
ISBN 3-540-09620-5

This is the first comprehensive book on mathematical models of diffusion in an ecological context. Directed towards applied mathematicians, physicists and biologists, it gives a sound, biologically oriented treatment of the mathematics and physics of diffusion.